THE SOURCE

Open Your Mind, Change Your Life

脳メンテナンス

無限の力を引き出す4つの鍵

DR TARA SWART

タラ・スワート

土方奈美［訳］

早川書房

脳メンテナンス

——無限の力を引き出す4つの鍵

THE SOURCE

Open Your Mind, Change Your Life

by

Dr Tara Swart

Translated by

Nami Hijikata

First published 2019 in Japan by

Hayakawa Publishing, Inc.

This book is published in Japan by

arrangement with

Vermilion

an imprint of The Random House Group Limited

through The English Agency (Japan) Ltd.

装幀／ k2

夫であり、親友であり、ソウルメートでもあるロビンへ。
そして予想もしなかった人生のサプライズ、息子のトムへ。

「ある人たちはほんの少しの努力で権力、富、偉業などを手に入れるように思えます。一方、さんざん苦労した末に、望みのものを手にする人もいます。中には、野心や願望や理想をまったく達成できない人もいます。なぜそうなのでしょう？　原因は肉体的なものではありません。よって、違いは精神的なものであるにちがいありません。というのも、心は創造的な力を持っていると考えられるからです。人生の道に立ちはだかる境遇や障害を乗り越えるのは、心なのです」

――チャールズ・F・ハアネル『ザ・マスター・キー』（菅靖彦訳）

目次

第1部

科学とスピリチュアル

第1章　引き寄せの法則

第4章 適応力のある脳——脳の回路をどう作り直すか 137

第3部

軽やかな脳

はしがき
すべては脳から始まる

「それでも、長きにわたる脅しを、今も、これからも、私は恐れない
（中略）
私は自らの運命の主《あるじ》であり、魂の守《も》り人なのだ」
——ウィリアム・アーネスト・ヘンリー
『インヴィクタス（負けざる者たち）』より

私たちのまわりには、人生を変えるようなチャンスがあふれている。心がときめくような偶然の出会い、新しいキャリアにつながるアドバイス——。慌ただしく生きていると、そんな瞬間を見逃したり、たいしたことはないと切り捨ててしまったりする。しかし正しい知識を身につければ脳は変わり、チャンスに気づき、つかめるようになる。その一瞬を本質的変化へとつなげられるようになる。それは健康、幸福、富、愛といった人生の至宝を手に入れられるかは、考え、感じ、行動する能力、すなわち脳によって決まるからだ。

考え方を変えれば自らの運命をコントロールできる、というのはニューエイジ思想の伝統的な主張だ。うさんくさいという見方もあるが、ベストセラー『ザ・シークレット』やそれに類する思想書は、過去数十年にわたって何百万人もの人々に支持されてきた。なぜか。それは神秘のベールを取りのぞいてみると、こうした思想の基本となる概念には非常に説得力があるためだ。そのうえ神経科学と行動心理学の研究によって、近年ではそうした概念を裏づけるエビデンスも得られている。

私は精神医学を専門とする医師である。また神経科学の知識を生かしてエグゼクティブ向けのコーチング、脳の働きに関する講演も行なっている。そんな私がこれまでの研究と実践を通じて、一つ確信していることがある。私たちには意識的に自らの脳の働きを変える力がある。科学とエビデンスに基づく心理学の研究によって、私たちにはみな、自らの望む人生を現実化する力があることが証明されている。

こうした研究は私自身にとっても大きな意味があった。私もさまざまな経験を通じて、理想の人生を実現するカギは自分の脳の中にあることを学んできた。脳こそが「力の源泉（The Source）」である。本書では私や私のクライアントに効果があった考え方や手法、そして心理学と神経科学の最新の成果をとりあげ、あなたの脳を解き放つための確実で有効性の証明された方法論として提示する。変化を恐れず、本書のシンプルなステップを実践すれば、身のまわりにあふれる人生を変えるようなチャンスをつかみ、持てる力を最大限発揮できるようになる。

私はインドからの移民第一世代である両親のもとに生まれ、一九七〇年代から八〇年代のロンドン北西部で育った。異なる文化的価値観、食事、言語がまじりあった環境だった。幼いころからさまざまな考え方に適応するすべは身につけていたが、心のなかには葛藤があった。自宅ではヨガと瞑想が日課だった。食事は厳格な菜食主義とインドの伝統医学アーユルベーダに基づいており（ターメリックが万能薬とみなされていた）、必ず神様にお供えしてから口に入れていた。両親からはこのような生活が望ましいものだと教えられたが、どうにもこじつけに思えて、私はただ友達と同じような暮らしがしたかった。自宅の内と外の世界に矛盾がない、シンプルな人生を夢見ていた。

私も弟も学校では輪廻転生などという概念を決して口にすることはなかったが、自宅では香をたき、供物を置いて、ご先祖様に祈りをささげていた。まわりには目には見えなくてもご先祖様がいて、私たちの人生に影響を及ぼすと言われていたからだ。驚くような話だが、親族のあいだでは私は亡くなった祖母の生まれ変わりということになっていた。インドの農村で育った祖母は正式な教育を受けられなかったことを後悔していて、私には医師になってもらいたいと思っている、と（インドでは生死を扱う医師は神に近い存在として、最も尊敬される職業だった）。私はこの敷かれたレールに乗って、粛々と高校、大学を卒業した。

大学に入ってすぐに精神医学と神経科学に興味を持ったのは、自分自身を理解したかったためだと思う。自分はいったい何者なのか、自由に選べるとしたら人生の真の目的はなんだろう、と。二〇代の頃はインド的な価値観をとことん拒絶した。子供時代は周囲の期待に押しつぶされそうだったので、そこから逃れようとしたのだ。自宅を出て、大学の友人たちと同居した。ファッションに興味を持ち、服装を通じて自分自身を表現することに目覚めた。それからヨーロッパ全域、さらには南アフリカに旅行に出かけた。ついにはボーイフレンドを持つという未知の領域にも足を踏み入れた。将来夫となる男性とは精神科で働いていたときに出会い、その後オーストラリア、さらにはバミューダへと一緒に移り住んだ。そうした経験を通じて、私の視野は広がり、さまざまな民族や文化への理解も深まった。しかし人生最大の転機は三〇代半ばに訪れた。時を同じくして私生活とキャリアの両面で、最大級の危機に見舞われたのだ。

精神科医の仕事には、少しずつ不満を抱くようになっていた。長時間労働や仕事量の多さに加えて、本当に患者の力になれていないのではないかという意識にさいなまれた。あまりにも多くの人の苦しむ姿を目の当《ま》たりにし、また精神的に傷つきやすい人々にとって人生がどれほどつらく、残酷なものであるかを思い知った。患者には誠心誠意向き合っていたが、投薬と入院治療だけでいいのか、という思いは常にあった。健全な生き方や幸福感といったものが積み重なれば、回復につながるのではないか、と。病気だけに注目し、正常な状態に戻すことだけを治療の最終目的とすることにも疑問があった。もっと違う世界、もっと優れた成果を手にする方法があるはずだ。事象が起きた直後の急性期症状に対処するだけでなく、最高な健康状態を目指すような治療を実践すれば、もっと世の中に貢献できるだろうと感じていた。最終的に私は退職し、こうした状況を自ら変えてみようと考えた。ちょうどそのころ結婚生活も破綻し、私のアイデンティティと自信はボロボロになった。溺れそうで必死にもがいているのに、つかまるものは何もなく、そんな状態がいつまでも続くような気がした。ほかの誰かのためだけでなく、自分のために、精神的なレジリエンス（困難からの回復力）を理解し、身につける必要があった。

自分は何者なのか、これからどうしていきたいのか悩み、結婚生活がうまくいかなくなった理由をなんとか理解しようとしていた。夫婦関係は大人になってからの私の人生の土台だった。それを失った今、何が残るのだろう。あのとき味わったどん底を表す言葉は見つからず、絶望と喪失の嗚咽でしか表現できない。しかし、どん底まで落ちたことで、はっきり見えてきたものもある。自分でも驚くような意思の強さ、そして自らの可能性を実現する旅路を自分の力で歩んでいこうという意識は、あのとき生まれた。

その何年か前、まだすべてが順調だった頃、ポジティブ思考やビジュアリゼーション（視覚化）といった概念を初めて知った。当時は三〇歳くらいで、医師として働きながら世界中を転々としていた時期で、夫との関係も良好だった。何の悩みもなかったが、仏教やユング心理学への関心から、たくさんの自己啓発書を読んでいた。医者仲間の多くはそうしたセルフヘルプ系の本には懐疑的で、「異端」と見られたが、私はあらゆるイデオロギーには必要とされる時期と場所があると思っていた。そのとき読んだ一冊が「ポジティブ思考のバイブル」とされる、非常に難解な作品だ。一九一六年に刊行されたチャールズ・F・ハアネルの『ザ・マスター・キー』だ。「引き寄せの法則」といった概念を、ビジュアリゼーションや瞑想の効果と結びつけていた。懇切丁寧に説明されていたエクササイズは一つもやらなかったが、その内容には深く共感するところがあり、「万一人生で必要になるときがあったら」必ずこの本に立ち戻ろう、と決めた。その後ずっと忘れていたが、大切に築いてきた人生が崩れ去ったとき、離婚すると同時に思い切ったキャリアチェンジをして、独り暮らしをしながら新たな事業を立ち上げるという状況に直面したとき、私は再びこの本を手に取った。

この本のエクササイズには驚くほど効果があった。週を追うごとに、自分の人生がのっぴきならない状況に陥る原因となった思考パターンについて、新たな気づきや理解が得られた。そして感情をコントロールする方法を身につけ、感情に振り回されず、むしろうまく使いこなすことこそが答えだとわかった。それを選択するのは自分なのだ。とりわけ効果的だったのがビジュアリゼーションという手法で、あらゆる状況を細々と分析するより、ずっと有益なことに気づいた。私は溺れているイメージを捨て、小さな救命ボートを思い浮かべた。必要なだけ、それにしがみついていればいい。視線の先には島がある。そのきらきらと輝く砂浜に立つと、体が徐々に乾いていき、太陽が温かく私を包む。そしていつの日か、安全な場所で、強い自分でいられるようになるだろう。

さらに私は、毎年「アクションボード」を作るようになった。本書で詳しく説明するが、アクションボードとは自分の目標や願望を表現したコラージュで、その達成に向けて意欲を駆り立ててくれるものだ。最初のボードはささやかな目標をいくつか掲げただけのものだったが、やがて自分でも思ってもみなかったほど絶大な効果を発揮しはじめた。今でも何年も前のアクションボードを保存しているが、そこに書いた事柄の多くが細部に至るまで実現していることに驚かされる。

自分のなかに強い力が湧いてくるのを感じた。生きがいを追い求めると同時に他の人々を啓発することで、自分の人生をしっかりとコントロールしつつ周囲にも、さらには世界にも影響を与えていくことができるはずだ、と。私はもともと豊かさや寛容という価値観を大切にしてきたが、このときから新たに得た知識を外の世界（友人、家族、患者など）に伝えていくことが、日々の糧を得ることよりも大切になった。私自身が成長し、根本的に変わった。そして何より重要なのは、そうした学びはもともと持っていた神経科学や精神医学の知識を生かすことで得られたことだ。私は新しい生き方を後押しするように、自分の脳の働きを変えることができた。

脳を最高の状態にする方法を科学的に解明する、という新たな目標に邁進するなかで、脳の力を生かせば誰もが自らの望むような人生を手に入れられることがはっきりとわかってきた。脳の秘密を明らかにすることに人生を賭けようという決意は揺るぎないものとなり、私は自らの理論や実践方法を磨き上げていった。

神経科学は近年、目覚ましい発展を遂げている。その原動力がスキャン技術の進歩だ。こうした新たな研究成果によって、それまで私が直観的に正しいと思っていても、頭から信じることが難しかった事柄や、現代の西欧文化にはそぐわなかったインドの古い知恵の裏づけが得られた。脳スキャンによって、脳の影響力の大きさ、メンタルヘルスや精神的強さの重要性に対する私たちの見方は大きく変わった。さらには脳の可塑性《かそせい》のすばらしい威力、それが私たちにとってどのような意味を持つのかもわかってきた。

こうした知識は私自身の成長や感情的変容と重なる部分が大きく、おかげで私は「自分らしさ」と「自分のやるべき仕事」をしっかりと結びつけることができた。ほかの人たちが同じことをできるように、手助けできるとも思った。ようやく自分がこの惑星に存在する理由がわかった。それを実現するには、自分が得意なことに打ち込み、自分の人生に足りないものではなく、プラスの部分を見るようにすればいい。そうすれば周囲にプラスの影響を与えられるはずだ。

私の神経科学に関する知識と哲学への関心は、互いに矛盾するものではなく、それぞれが互いに引きあい、新たな化学反応を生み出そうとするように思えてきた。友人、家族、患者やコーチングのクライアントの経験が私のアイデアの糧となり、理論の正しさを繰り返し証明してくれた。

私はようやく心からやりたいと思う仕事に就き、それはあらゆる場面でプラスの効果をもたらした。周囲には、私と私のやろうとしていることを応援してくれる人たちが集まるようになった。毎年欠かさず、アクションボードを作るようになった。自分の身に起きたことについて、どう思ったか、どんな感情を抱いたかを逐一ノートに記録し、他人を責めたり、真の責任を逃れたりするのではなく、信頼と感謝の気持ちを抱くように自分自身を後押しした。私は完全に自立し、以前の自分ならとても耐えられなかったような状況でも、内なる力によって自分を支えられるようになった。東洋哲学や認知科学について学んできたことを融合させ、知識が次々と積み重なっていくと、それは新たな人生論へと昇華した。私自身がこのように変化するにつれて研究の範囲やスケールは飛躍的に大きくなり、想像もできなかったほどの達成感や自信を持つようになった。

私の学んだことや経験したことと、その裏づけとなる科学。そして脳を鍛え直し、心の奥底にある夢を実現するような行動や感情を促す方法。本書ではこうしたテーマを、最新の科学的知見に基づいてわかりやすくお伝えする。カギとなるのは、私たち自身の脳を理解し、それをコントロールすることだ。そうすれば「力の源泉」である脳が真価を発揮しはじめる。私は九年にわたる大学での研究、七年にわたる精神科医としての勤務経験、さらに一〇年にわたるエグゼクティブ・コーチの経験を経て、ようやくこうした理解に到達した。その脳をコントロールし、人生を変えるための秘訣を、ここであなたにお伝えしたいと思っている。

序　章

「自分にできると思うか、できないと思うか。いずれにせよ、あなたの判断は正しい」

――ヘンリー・フォード

はるか昔、私たち人類は他の霊長類、あるいはもっと大きく、強く、敏捷な動物たちと同じように地球上を歩き回っていた。この惑星に存在する他の生き物と比べて、人類が特別だったわけでも、並外れた能力を持っていたわけでもない。頭蓋は今より小さく、ほとんどを大脳辺縁系《へんえんけい》（太古から脳の奥深くに存在する、情動や本能をつかさどる部分）が占めており、それをわずかな外皮質が囲んでいた。そして人類は火を発見した(1)。

人類の自然な進化の過程で大脳皮質が大きくなり、それによって道具を使ったり火を起こしたりする能力が生じたのか、それとも偶然発生した火花によって世界が変わったのかはわからない。いずれにせよ人類は火を活用し、単に暖をとるだけでなく、肉も調理するようになり、そのおかげでタンパク質を効率的に消化できるようになった。消化管は短くなり、余ったリソースは脳の外皮質を成長させることに振り向けられた。最終的に外皮質は、その内側にある大脳辺縁系と同じぐらい密度が高くなった。大脳皮質の急激な発達は、人類の認知的進化における決定的なターニングポイントと言える。それによって人類はこの惑星に生きる動物のなかで、圧倒的成功を手にすることになった。

脳内の比較的新しい合理的部分が大きくなるにつれて、高度な会話能力と、将来を予測し、計画を立てる能力が発達していった。人類が論理的になり、コミュニケーションができるようになり、一段と大規模な集団で暮らすようになると、会話は増える一方、感情は軽んじられるようになった。感情よりも論理や事実を重視し、生存競争に血道を上げるようになった。それまでの進歩を支えてきた豊かさの感覚は失われ、万人に行き渡るだけの資源があるという意識も失われた。

運命との向き合い方も変わった。運命は「コントロール」するものになり、「他人よりも豊かになる」ことが目標となった。たき火を囲んでともに物語を聞いたり、星空を見つめたり、自然のなかを裸足で歩いたりといった、シンプルな生活や自然とのつながりを失った。そして田畑を耕し、産業を興したが、そこでは協力しあうことや平和的共存よりも権力や地位が重要な意味を持つようになった。私たちはありのままに「いる」存在から、たくさんのことを「する」存在になった。それはある種の「自動運転」のような状態で、スイッチを切ることはできなくなった。

それから何千年か経った今、私たちは論理ばかりが重視され、感情は弱さとみなされ、直観に基づく判断が入り込む余地はほとんどない世界に生きている。原点を忘れてしまった。進化の転換点に至るまで導いてくれた大脳辺縁系を無視し、大脳皮質をひたすら崇《あが》める。深み、情熱、直観といったものを軽視し、表面的な能力に頼るようになった。たとえば試験、丸暗記、取引に役立つような能力で、いずれも真の喜びよりも物質的利益とかかわりが深い。人生はストレスでいっぱいで、忙しすぎて自分が何者なのか、どこへ向かおうとしているのか、何を求めているかを考える余裕もない。テクノロジーは今、人間の心と体を予想もつかないほど変えようとしている。私たちはいままさに、そんな巨大な変化のとば口にいる。

科学的裏づけ

こうした変化のなかで脳には今、何が起きているのだろう。私が子供の頃には、脳スキャナは存在すらしなかった。それが今では健康な脳の詳細な画像が手に入るようになり、思考がどんなかたちをしているのか、怒りや悲しみや喜びがどのように脳に表れるかを実際に見られるようになった。脳スキャンをはじめとするさまざまな研究によって、親の行動や子供との関係が子供の脳にどのような影響を及ぼすか、明らかになった。また大人についても、運動や瞑想、さらには社会的関係やストレスといったさまざまな要素が絶えず脳に影響を与え、形を変えていることがわかってきた。こうした発見によって、古くから伝わってきた知恵についても新たな洞察が得られるようになった。

これまでにも「考え方を変えることによって、自らが望むような人生を手に入れることができる」と主張する有名な思想家は何人もいたが、科学者からは軒並み否定されてきた。問題視されたのは、思考そのものに「磁力」があり、外の世界に向けて振動周波を出し、それがなんらかの影響を引き起こすという考えだ。そのような「振動」や「反響」の存在は、経験科学によって確認されていなかった。このため、このような思想を受け入れるのは信仰に近かった。ポジティブにモノを考えれば人生に望ましい要素を引き寄せることができると、理屈抜きに信じることを選択するのだ。ただそこには受身的な印象がある。自宅や無人島にじっと座っているだけで、奇跡のように身のまわりの世界を変えられるとでも言っているようだ。もちろんそんなことは不可能で、懐疑派から見れば「引き寄せの法則」「現実化」「豊かさ」を語る人々は呪術師のように思える。

しかし現代科学により、マインドフルネスの実践やアーユルベーダのような伝統医学に実証可能な効果や恩恵があることが明らかになったのと同じように、神経可塑性《しんけいかそせい》（脳が刺激に反応し、変化する力）への理解が進んだことで、思考をコントロールすれば「現実」の認識が変わるだけでなく、物理的な状況、他者との関係、人生にどのような状況を引き寄せるかにも影響を及ぼせることが明らかになった。モノの考え方によって人生が決まる。シンプルだが、非常にインパクトのある思想だ。子供時代には脳はどんどん成長し、変化していく。一方、大人の場合は、人として成長し、成熟していこうと「意識的に」努力する必要がある。脳に本来備わっている柔軟性を生かすことで、人生がどれほど豊かになるかを知れば、誰もが驚くに違いない。それが本書で紹介する理論や実践法の根底にある思想だ。

一大ムーブメントとなった「引き寄せの法則」をめぐっては、疑似科学のような文献も多い。私は神経科学者として、また現場経験を積んだ精神科医として、自らの主張に確固たる根拠を示していく。

私の主張の土台となるのは、脳と体はつながっているという考えだ。脳と体は密接にかかわり、互いに影響を及ぼしあっていることは、すでに科学的に証明されている。両者の橋渡しをするのが、主に神経内分泌系（体内のすべての腺とホルモン）と自律神経系（脳と脊髄を除くすべての神経）だ。人生において成功できるかは、脳の健全性（感情と論理の両面において）と、脳にどれほど質の高い思考をさせるかによって決まってくる。脳の健全性や思考の質が現在どのようなものであれ、脳に適応性があるということは、私たちには脳の回路を変え、それによって人生を変え、より良い明日につなげる能力があるということだ。

そのためには進化の過程でできあがった「習得回路」に抗《あらが》い、もっと機敏で積極的な思考ができるように自らを鍛えなおす必要がある。とにかく今、行動を起こすべきだ。これは信仰ではなく、科学に基づく信念だ。

自動運転の脳

まずは脳に対する見方を改める必要がある。脳を解き放つための最初のステップは、脳を当たり前のものと考えるのをやめることだ。脳は私たちの最大の資産であり、私たちの人生を決定づける。自信、他者との関係、創造力、自尊心、生きがい、精神の強靭さなどをつかさどる。

脳内の八六〇億個のニューロン（神経細胞）はミリ秒単位で体や周囲の環境から受け取る膨大な感

覚フィードバックを解釈し、反応し、処理する。そしてこうした情報の「意味」を判断し、分類する。ニューロンはひっきりなしに活動電位を発生させ、さまざまな感情や行動、記憶やつながりを生み出しながら、互いに結合し、新たな「回路」を作っている。

これはほぼすべて無意識のレベルで起こる。私たちは常にこの「フィードバック・ループ」に基づいて行動している。認識したトリガー（きっかけ）に応じて、リアルタイムに反応を修正していくのだ。外の世界から情報が入ってくると、パターン認識に基づいて反応する。大人になるにつれてパターンは脳に染み込んでいき、反応は固定化していく。日々同じ経路で職場に向かうことに始まり（たいてい窓からの景色に目を留めることも、どの道を歩いているか意識することもない）、毎回同じような（不毛な）恋愛関係に陥ることまで、私たちは生活の大部分をこうした「自動運転」モードで過ごしている。それに疑問を持つこともないのは、繰り返すうちにその回路が脳内のデフォルトになるからだ。何かを長期間続けるほど、疑問を持たなくなる。好きな色を選ぶのも、人生のパートナーを選ぶのも同じことだ。

この自動運転モードで生きるというのは、人生で同じようなパターンを繰り返すことだ。そうするとエネルギーの消費量が少なくなるので、脳にとっては効率がいい。また脳は変化を避けるようにできている。変化を「脅威」と認識し、ストレス反応を発生させる。すると私たちは守りに入り、リスクをとるのをやめ、高次の思考（感情を制御する、先入観を抑える、複雑な問題を解く、柔軟かつクリエイティブに思考するといった脳の実行機能）を控える。脳はそれが私たちにとって最善の選択か否かにかかわらず、すぐに満足感が得られる道、抵抗が最も少ない道を選ぼうとする。

脳が自動運転になっていると、自らの土台となる固定化した習慣がどのように生まれたのか、それが今でも自分にとって有益なものなのか、自問することもない。いずれにせよ自分がどうにかできるものではないと思い込み、意識のスイッチを切り、人生をなりゆきに任せようとする。しかし私たちが何かするたびに、既存のパターンあるいは回路は強化され、自動運転に基づく行動が助長される。そうすることによって人生は変えられないという基本認識はますます強まり、人生は否応なく降りかかるものであり、自分にはそれをコントロールする力などないのだ、という確信が深まる。しかし神経科学の研究成果は、脳の回路を作り直すことで私たちは思考をコントロールできるようになること、それによって人生を恒久的に好ましい方向へ変えられることを示している。

力の源泉

私の言う「力の源泉」とは脳全体であり、それはすばらしく高度で複雑なものだ。大脳皮質だけを指すのでもなければ、あるいは計画を立てたり、データに基づいて意思決定をする能力だけが問題なのでもない。脳の本当のすばらしさは、思考と感情（つまり大脳皮質と大脳辺縁系）を統合できること、さらにそれを直観や体全体の知覚と結びつけられることにある。脳全体を生かすことで、人生は自分のものだと心から感じられるようになる。心も体も調和した自分が本気で取り組めば、どんな状況でも乗り切っていけるという自信があふれてくる。

不安や妥協、ないものねだりや後悔ばかりが人生ではない。私たちの脳には、恥や悲しみとは無縁の、充実した積極的な人生を送る力が備わっている。

私は自らの文化的背景、現代の医学、神経科学の知識を結びつけ、脳の秘める力をすべて引き出すことができれば、これまでとはまったく違う生き方ができるようになる、という結論に達した。

力の源泉を解き放つカギとなるのは、神経回路についての理解、そしてトリガーやイベント（事象）に対する無意識の反応を決定づける神経回路の活動パターンについての理解を深めることだ。たとえば何かが起きたときにキレるのか、心を閉ざすのか、やけ食いに走るか、あるいは助けを求めるかといった反応だ。自分の反応や行動に意識的になれば、人生で起こるさまざまな試練への反応をコントロールしやすくなる。自分自身や他者の心理状態を理解する能力は、非常に複雑で重要な社会的相互作用の成否を決める。他者の考えを理解することは「心の理論」と呼ばれ、私たちはそれを使って周囲の人々の行動を解釈し、理解し、予測する。

他者の行動の動機を察する能力が高いことが、強みであるのは明らかだ。反対に、それがまったくできない極端な例が自閉症スペクトラム障害だ。神経可塑性を生かし、しなやかで軽やかな脳全体で思考しながらさまざまな場面や他者に向き合っていけば、そうした能力を磨くことができる。

メタ認知（自分の認知を客観的に認知すること）を身につけ、自動運転モードを脱して「自分の意識に意識的になること」が、本書の重要な目的の一つである。メタ認知は前頭前皮質の機能の一つで、メタという接頭語には「超越」という意味がある。前頭前皮質はさまざまな脳領域が発する感覚信号を監視し、フィードバック・ループを使って私たちの思考をコントロールする。周囲の世界で起きていることを踏まえて、常に脳をアップデートしていくのだ。メタ認知には、記憶のモニタリング、自己調節、意識、自己認識といったものがすべて含まれる。いずれも自らの思考をコントロールし、意識を高め、学び、変化する力を向上させるのに不可欠な要素である。

私が考案した、脳を目覚めさせ、潜在力をとことん引き出すための四つのステップは、長年の神経科学と精神医学の研究によって蓄積された脳に関する知識を、認知科学の最新の成果によってアップデートしたものだ。そこに哲学やスピリチュアルの要素もほどよく織り交ぜている。本書では、私たちに未来を「創り出す」能力が備わっていること、すなわち「引き寄せの法則」や、脳を鍛えれば夢を「現実化」できることを裏づける、神経科学的エビデンスを紹介する。二一世紀の科学に基づいて、ビジュアリゼーションの威力や仕組みを解明する。さらに意識してポジティブな思考をするとき、脳内でどんなことが起こるかも見ていこう。アクションボードを使って目標を明確にすることで、心の奥に秘めた欲求や願望を満たすような人生を送れるようになることも詳しく説明する。あなたが今手にしているのは、ネガティブな言動を封じ込め、思考や意欲を活性化するための特効薬だ。

力の源泉とあなた

本書は科学とスピリチュアルを柔軟な発想で組み合わせた、より良い人生のための実践的な手引きである。あなたの脳を目覚めさせ、その潜在力を解き放てるように、そして本当に望むような人生を思い描き、自動運転のスイッチを切って前へ進む決断ができるように後押ししたいと願っている。ネガティブな思考パターンや行動、楽には生きられるが真の幸福にはつながらない悪い習慣、人生の選択の幅を狭めるような感情に多くの人が悩まされている。あなたの人生がそういうものに支配されているなら、そこから脱却する方法を見出さなければならない。いまこそ心の一番深いところにあるニーズや願望としっかり向き合い、人生を「降りかかるもの」から「望ましいもの」へと変えるチャンスである。次のリストを読み、あてはまる項目がどれだけあるか確認してほしい。そうだ、そうだとうなずきながら読んだ人には、この本がきっと役に立つだろう。

人間関係

・自分よりまわりの人を大切にする。
・他者と健全な関係を築くのに苦労する。毎回同じパターンの問題が発生し、幸福が長続きしないような気がする。
・過去にひどく傷つけられたことがあり、もう特別な人に出会うことなどないと心を閉ざしている。
・シングルになる、あるいは恋人探しをするぐらいなら、どんなパートナーでもいるだけましだ。
・仲間内で自分だけ子供がいない状態になるのがいやなので、早くパートナーを見つけなければと必死になっている。

・ダラダラ続く不幸な関係から抜けられない。
・新しい友達を作れる気はしないが、既存の友達グループには距離を感じる。新たな一歩を踏み出す方法がわからない。
・パートナーと家族が欲しいのに、自分ではどうにもならない気がする。

仕事

・決断を下せない。
・トップに立てる分野があるはずなのに、今やっていることが自分の才能を生かせることなのかわからない。
・昇給や昇進を自分から求めたことがない。
・仕事にはうんざりしているが、生活費を稼ぐためなので仕方がない。
・自分のできること、できないことは決まっており、それを受け入れている。
・あまりにも疲れ、燃え尽きてしまい、ベッドから起きられないことがある。
・仕事でやりたいことはたくさんあるが、どうすれば実現できるかわからない。

個人的成長

・モノを考えるとき、「絶対に〜しない」「いつも〜だ」「〜すべき」「〜しなければならない」という言葉をよく使う。

・もっと自分の人生をコントロールできればいいのに、と思う。
・目標がなく、人生がただ過ぎていくのではないかと不安だ。
・感情の起伏が激しく、すぐにいっぱいいっぱいになってしまう。
・そのときの気分によって、自分の体や外見に対する気持ちが大きく変化する。
・友人を含めて、自分より幸せそうに生きている人に腹が立つことがある。
・周囲には自分の生活を「盛り気味」に伝えている。心の中では、それほどすてきなものだと思っていないからだ。
・新しい冒険を始める、旅に出るなど、なにかこれまでと違うことをしたい気持ちはあるが、ずっと先延ばししている。

一つでも身に覚えがあれば、神経可塑性への理解を深めることで、これまでと違う考え方をしたり、長年の思い込みや染みついた信念を変えることができるだろう。本書はあなたが自分の意思、目標、将来の夢を明確にし、「こんな人生を生きたい」という理想像を実現する方法を示す。

ノートをつける

ただその前に、とても大切な新しい習慣を始めよう。ノートをつけるのだ。本書を読みながら、みなさんは自らにたくさんの問いを投げかけることになる。それを通じて、自分のためにならないパターンや習慣を発見し、もっと明るい未来への道筋を見いだすのだ。だからノートを手に入れ、自分が何に喜びを感じ、勇気づけられるかを記録していこう。

この取り組みから最大の効果を得るには、起きた出来事や出会った人々について思ったことや自分の反応を毎日ノートに記録しなければならない。長々と書く必要はないが、自分の感情、意欲、行動について正直に、率直に書いてほしい。

タラのケース――本当の自分を知る

私の場合、仕事がうまくいくようになってからも、こと恋愛については不安で動きだせない状態だった。誰かと親密になることを疫病のように避け、それほど真剣ではない交際を数年間続けた後には、まったく恋人のいない状態が二年続いた。そこでようやく、結婚生活が破綻したことで芽生えた他者への不信感、再び傷つくことへの不安に自分が支配されていることに気づいた。二度と結婚しようなどと思わないのが自分にとって最善かつ正しい選択であり、だから誰かと真剣につきあうのは時間とエネルギーの無駄なのだ、と自分に思い込ませていた。この思い込みを乗り越えるために、私は懸命に努力した。自分の感情こそが、変化を阻む最大の障壁だった。

ノートをつけることは、自分が他人と親密になるのを避けるというパターンに陥っている原因が不信感であること、それが自己実現的予言のように悪い結果を招いていることに気づくきっかけとなった。私は過去にとらわれるのはやめようと決意し、意識的に考え方や行動を変え、それが恐れているような最悪の事態を招くかどうか見てみた。結局そんなことにはならず、多少の失敗はあったが、どうということはなかった。他者への信頼を失わず、前に進みつづけた結果、すべてがうまくいくようになった。他者をシャットアウトしつづけていたら、決してそうはならなかっただろう。

脳の力を引き出す

「私たちは脳の一〇％しか使っていない」という、脳に関する（根強い）誤解がある。それは事実ではない。このよくある誤解に反し、脳が成長し変化する余地は大きく、それが私たちの人生に及ぼす影響はこれまで考えられていたよりはるかに大きいことが科学的に証明されている。

本書には奇想天外な主張もなければ、量子力学のような難解な議論も登場しない。理論の裏づけとなる確固たる科学的根拠を、必要なだけ示すつもりだ。私が患者やコーチングのクライアントに使ってきた四つのステップのほか、「ビジュアリゼーション」「ノート」「願望を現実に変える強力なアクションボード」といった、私自身が有益だと感じたツールも紹介する。

第1部「科学とスピリチュアル」では、引き寄せの法則や、ビジュアリゼーションの効果を科学的に解明する。第2部「しなやかな脳」では、神経可塑性について、また脳の働きは実際どれほど変えられるものなのかを見ていく。第3部「軽やかな脳」では、俊敏でバランスのとれた脳が、私たちの生き方にどれほどの影響を及ぼすかを明らかにする。本書を通じて、とりわけ実践篇である第4部「脳を活性化する」では、さまざまなエクササイズにチャンレンジしていただく。脳の力を引き出すための実践的ガイドだ。

本書はみなさんを科学とスピリチュアルの融合する旅にいざなう。そして気づきを意欲へ、自動運転を行動へと転換する手助けをする。脳を解放すれば、運命は自らの掌中にあるとはっきりとわかる。四つのステップを踏み、自信に満ちあふれた新たな自分と、胸の躍るような人生を手に入れよう。

第1部
科学とスピリチュアル

第１章
引き寄せの法則

「あなたの期待することを引き寄せ、望むことを表現し、尊敬するものになり、憧れるもののように行動せよ」

——出典元不明

すべてがうまくいく日というのを経験したことがあるだろうか。目覚ましが鳴る前にすっきりと起きられたので、思いがけずゆったりと朝食をとることができた、ずっと欲しかったものが格安で手に入った、仕事ですばらしいチャンスを与えられた、など。そういうことがあると「今日はツイてるな」とか「運がめぐってきたな」と思う。こういう機会は偶然訪れるもので、自分の意思ではどうにもならないように思える。あなたの周囲にいつも「運」の良い人がいるかもしれない。あっという間に売り切れたコンサートのチケットを友人から譲ってもらえたり、飛行機に乗ればきまって座席をアップグレードしてもらえたり、完璧な恋人との交際が順調だったり。

しかし、このような「幸運な」出来事というのは、まったくの偶然で起きるものではない。それはまぎれもなく、引き寄せの法則の効果である。最近あなたの身に起こった特別「幸運な」こと、あるいは喜ばしいことを思い浮かべてみよう。仕事で良いチャンスに恵まれるというのは、幸運とも言えるが、それはあなたのすばらしい働きぶりの結果と見ることはできないか。新しい恋人と偶然出会うのは「幸運なこと」に思えるが、それはあなたが意識的に人と会う機会を増やし、正しい時に正しい場所にいた結果ではないだろうか。人生は単に私たちの身に降りかかることではない。私たちの一つひとつの行動が、それを形づくっているのだ。

引き寄せの法則は、「力の源泉」の根幹にかかわる概念だ。簡単に言うと、私たちの人生に出現する人間関係、状況、物質的存在は、私たちのモノの考え方に直接影響を受ける、ということだ。私たちが対象に「意識を集中させ」、「視覚化し」、自らの行動を通じて「エネルギーを注ぐ」ことで、それが「現実化」する。つまり自ら選択して何かにエネルギーと関心を集中させることで、人生においてそれを現実化できるという発想だ。

この「現実化」の部分に疑問を感じる人は多く、それが引き寄せの法則という概念そのものの否定につながることも多い。ただ、私はこれは単なる語感の問題だと考えている。『ザ・シークレット』や『ザ・マスター・キー』といったベストセラーが「思考の波動」や「高次のパワー」といった概念を提唱していることから、「現実化」という言葉は何か宗教がかった迷信を連想させる。しかし現実化というのは、私たちが「何かを実現する」という意味にほかならない。意思の力だけではなく、行動と結びついている。奇跡のようなことが自然に起こるという意味ではなく、意思と行動を意識的に、目的を持って結びつけることととらえるべきだ。そう読み換えることで、優れたスピリチュアル本の思想に、現代科学の裏づけを付与することができる。

ここからは実証科学の知見をもとに、引き寄せの法則を支える六つの原理を挙げていく（59〜89ページ参照）。それぞれの背後にある脳のプロセスを説明するほか、あなたがこうした原理をうまく使って脳を活性化し、理想の人生をつかむお手伝いをしていく。世間で広く読まれている引き寄せの法則のマニュアルは、たいていこの六つの原理をいくつか組み合わせている。これほど科学的裏づけがあるものなのかと、あなたもきっと驚くだろう。

意思を定める

六つの原理を順番に見ていく前に、引き寄せの法則をめぐってよく使われる「インテンション・ポイント」という言葉について考えてみたい。これは「心」と「頭」の一致する場とされる。これが単なる空想上の概念ではないことは科学的に証明されている。「インテンション・ポイント」をもとに目標を設定するというのは、科学的に言えば直観、心の奥にある感情、合理的思考が一致し、矛盾なく調和した状態にあるということだ。この三つの側面がバラバラだと、目標を達成することはほぼ不可能だ。

興味深いことに、私たちは人生において重要な選択をするとき、頭と心と本能がそれぞれ別の方向を向いていると考える傾向がある。脳の論理的プロセスを、本能的な身体的反応や感情の動きと矛盾するものととらえる（本当にやりたい仕事か昇進につながる仕事かといった大きな決断も、お買い得になっている高価なジャケットを買うべきか否かといったちっぽけな決断も同じだ)。だが最近の科学的研究によって、心と体の相互関係の解明が進み、脳と身体のかかわりについての理解が深まっている。さまざまな神経やホルモンには双方向の作用があるため、たとえば空腹だったり疲れたりしていると気分や判断にも影響が出るし、反対に気分が落ち込んでいたりストレスを感じたりすると、睡眠、食欲、体重をはじめ体にさまざまな影響が出ることがわかってきた。こうしたことを受け入れ、脳全体、体全体で「これだ!」と思えるような意思に沿って努力することは、科学的に理にかなっている。

ピッパのケース——困難な選択

私のコーチングを受けはじめたとき、ピッパの結婚生活は破綻《はたん》しかけていた。弁護士である夫と結婚して一〇年が経とうとしていたが、夫は週に何日も職場に泊まり込むほどの仕事の虫で、ピッパはとても不幸だった。夫婦には幼い子供が二人いたが、週末は夫が仕事や出張に出ていたので、たいていはピッパが一人で子供たちと過ごしていた。何度も離婚を考えた。「仮面夫婦だと思うから」と言う彼女は、強い孤独感を抱いていた。しかしピッパの家族も義理の両親も我慢しろ、と言うばかりだった。夫の地位がもう少し上がり、子供たちが大きくなったら状況は改善するから、と。現実面を考えれば、離婚すれば今の家には住めなくなることはわかっていたし、自分や子供たちの生活が大きく変わることへの不安もあった。

私はピッパに、自分の手に入れたい人生を視覚化するために、写真を使ってアクションボードを作ってみるよう勧めた。これがターニングポイントとなった。その翌週、ピッパは目を見張るような力強いボードを手に現れた。その中心には、一人の女性がカメラに背を向けて立ち、山を見上げる姿があった。手を腰にあて、さあ登るぞ、という雰囲気だ。困難な道が待ち受けているのはわかっているが、自分ならできるという自信がある。ピッパの子供たちの写真や、行きたい場所、家族と一緒にこんな冒険をしたいというイメージもあった。

このボードはピッパにとり、自分の心と本能が本当に求めているもの、そして判断を曇らせている理性に気づくきっかけとなった。短期的に暮らし向きは悪くなるかもしれないが、最終的には全員にとってプラスになる決断をする勇気が湧いてきた。それまでは不安がピッパの判断を支配していた。最悪のシナリオを考え、悲惨な状況になることばかりを考えていた。心配と不安でいっぱいの脳が、さまざまな理屈や制約によって感情的脳を封じ込めていたのだ。アクションボードとコーチングを通じて、ピッパは頭と心を調和させ、未来志向の真の意思にたどりつくことができた。

ピッパはその晩、夫に離婚したいと伝えた。夫は当初ショックを受けたものの、納得した。それから四年経った今、ピッパは離婚したことに満足しており、元夫とも良好な関係を続けている。自分の決断は正しかったと確信している。

本当に望むものを引き寄せる

意思を定めるというのは、特別な秘法でも魔法でもない。自分自身にこう問いかけるだけだ。「私の人生は、私の望むようになっているだろうか」と。その答えがノーなら、どんな人生を望むのか心に描き、行動を起こすのだ。脳、すなわち力の源泉を完全に解き放つことによって、こうしたビジョンを実現するような思考や行動ができるようになる。

ここで頭に入れておきたいのは、目標が私たちの最も深いところにある人生への希望や価値観と一致しているとき、意思や集中力は最も強くなるということだ。たとえばやりがいや、仕事を通じて他の人々の役に立ちたいという思いを犠牲にして報酬の高い仕事を選ぶと、体、感情、精神の各面で不安やストレスなどの不調に悩まされることになる。真の自分とは異なる生き方をする負担が原因だ。あるいは出産のタイムリミットが迫っているからと、パートナーの条件を妥協して結婚すると、心の底でどこか満たされない人生を送ることになる。

こうした不調は「これは私が望むことじゃない！」という内なる叫びの表れだ。内なる葛藤は免疫を阻害し、レジリエンスを弱める。たとえば常にストレスにさらされていると、脳と体はストレスホルモンのコルチゾールでいっぱいになり、免疫システムの防御の最前線である白血球の働きが抑制される。

対照的に、目標と行動が真の自分と一致し、内なるバランスがとれていると、物事がうまくいきやすくなる。不安やネガティブな思考に足を引っ張られにくくなる。ストレスホルモンのレベルも低くなるので免疫も強くなり、ちょっとした病気も重大な健康上のリスクも抱えにくくなる。気分を落ちつかせるホルモンや、多幸感をもたらす神経伝達物質エンドルフィンが分泌され、脳がスムーズに働くようになる。

コーチングの現場でよく目にするのは、意欲的で成功している人が、ストレスは成功の糧であり、人生で成功するにはアドレナリンやコルチゾールのレベルが高い状態を維持しなければならないと思い込んでいるケースだ。こういう人たちは動悸、押しつぶされるようなプレッシャー、お腹の不調や気分の落ち込みといった、体が発する「つらい」というシグナルを無視する傾向が強い。そんな状況が何年も続くこともある。彼らに対して私が最初にするのは、そういう徴候を無視してはいけない、根本的な問題に目を向ける必要があると教えることだ。心と本能が伝えていることと、それを無視して、身体的および感情的ダメージなど考えずに突き進もうとする頑なな思考が、まるでかみ合っていないことが問題なのだ。私はまず立ち止まり、自らを振り返り、体と心の両方に耳を傾け、人生で本当に手に入れたいものを再確認しよう、と語りかける。

脳と体の調和を表す「インテンション・ポイント」とは、脳の力が最大限発揮される状態にほかならない。私たちはみな、それを目指すべきだ。脳と体を完全に調和させることができれば（その方法については第3部で詳しく見ていく）、意欲とエネルギーの方向性が一致し、すばらしい効果を生み出す。

意思を定める

では早速、あなたの意思を定めてみよう。これから成し遂げたいと思っている事柄すべてを包含するような目標だ。野心的だと思えるものがいい。人生においてあなたが変えたいと思っている分野全体にかかわる、大きな志だ。それをノートの一ページめに書いておこう。

この変化が実現すると考えただけで、ワクワクして、やる気が湧いてくるはずだ。目を閉じて、それが実現する様子を想像すると、頭のなかにはっきりとイメージが浮かんできて心の奥が震え、願望で胸がいっぱいになる。例を挙げよう。

・自分に自信を持ち、起業に成功し、すばらしい人生の伴侶を見つける。
・これからはいつも勇気とビジョンを持って決断し、不安にはとらわれない。
・恋人や家族との難しい関係を改善し、感情をコントロールする力を身につける。
・健康になり、生きがいを持つことで、幸福感のある人生を送る。
・自分を大切にする。心の中の皮肉な見方を打消し、こうありたいと思う、自分にふさわしい人生を創り出す。

一度定めた意思にとらわれることはない。どんどん上を目指そう。本書を読み進めるなかで、脳を生かしてあなたの望みをことごとく実現させる方法を学んでいく。次章では、あなたの心の最も奥深くに眠っている願望をはっきりとらえる方法を紹介する。本書を読みながら、当初設定した意思を調整あるいは明確化したい、アクションボードを実際に作ってみたいと思ったら、ぜひやっていただきたい。読み終わる前に、アクションボードで使えそうな画像や、自分の理想の人生についてのアイデアを集めはじめてもいい。

それでは引き寄せの法則を支える六つの原理と、それぞれに関する最先端の神経科学的知見を順番に見ていこう。

第一の原理　豊かさ

「豊かな宇宙」とつながるという発想は、引き寄せの法則の中核を成すものであり、脳の力を生かそうとするときに最初に受け入れるべき原則だ。「豊かさ」という言葉は、スピリチュアル系の思想家のなかでもとりわけ非科学的な人々が好んで使ってきたことから、自己啓発書につきもののいかがわしい概念だと思われがちだ。しかしこの言葉をじっくり検討してみると、科学的根拠に基づく合理的概念だということがわかる。

豊かさをめぐる内なる闘い

たいていの人の頭のなかでは、二つの価値観がせめぎあっている。「豊かさ」と「欠乏」だ。両者は分岐した道のようなもので、どちらを進むかによってまるで違った人生を経験することになる。

豊かさはポジティブ思考や寛容さと結びついている。その大前提は、誰もが豊かさを享受することは可能であり、それぞれが得意なことを追求し、成功すると、人類全体のパイが広がるという考え方だ。豊かさは自尊心や自信を高め、困難な時期を耐え抜く力となってくれる。また豊かさは周囲に伝播し、増殖するので、私たちをとりまく環境やコミュニティは豊かになる。類は友を呼ぶので、豊かな人の周囲には前向きで自信にあふれる、同じようなマインドセットを持った友人、恋人、ビジネスパートナーが集まる。

一方、欠乏の価値観を持つと、不安に支配されるようになる。ネガティブ思考に陥り、自分が持っていないもの、うまくいかないこと、そして自分自身や自らを取り巻く環境の悪い面ばかりを見ようとする。モノの見方は極端で、障害や制約を恐れる。リスクを避け、変化に抵抗し、保守的で安全な居心地のよい範囲にとどまろうとする。「よく知っている悪魔は、まだ見ぬ悪魔よりまし」「一難去ってまた一難」が口癖だ。しかし実際には、リスクを取ると悪いことが起こると考える根拠が、豊かな行動をとると良いことが起こると考える根拠よりたくさんあるわけではないのだ。

あなた自身の生き方を振り返ってみよう。不確実な状況や変化を恐れるあまり、満足感が得られなくなった仕事、うまくいかなくなった恋人や友人との関係にしがみついてはいないだろうか。何か新しいことに挑戦するとき、失敗を恐れてはいないだろうか。過去に傷ついたことがある人は、このような状況に陥りやすい。欠乏マインドセットにはまっている例として、私が真っ先に思い浮かべるのは、何度もつらい恋愛を経験した結果、恋人がほしいと心から思っているのに、交際相手ができるとすぐに別れてしまう友人だ。このような脳に刻まれたネガティブな回路は、最悪の事態を警戒しながら同じパターンを繰り返すなかで、ますます強化されていく。

恐れというのは、脳の原始的領域に巣食う強力な感情だ。恐れを感じると、感情と記憶を結びつける脳の領域で非常警報が発せられる。危険から身を守る安全装置が作動し、不快な記憶や過去の失敗が次々と喚起される。それによってフィードバック・ループがリスクを避けようとする反応を引き起こす。

興味深いことに、私たちの脳は利益よりも損失に敏感で、同じ額の利益の二倍影響を受ける。つまり利益を得ようと努力するより、損失を避けるために必死で努力する傾向がある。[1]責める文化の企業はこの行動バイアスを使い、社員が批判や報復を恐れてお粗末な意思決定や現状に異を唱えられない状態をつくり出している。昇給を求めたら上司に嫌われてしまった、三回デートをしたら恋人から連絡が途絶えてしまった、といった経験をすると、「同じことをすれば、また同じ目に遭う可能性が高い」と脳がささやくようになる。脳は良かれと思ってそうするのだ。

しかし欠乏マインドセットはプラスの変化を阻むので、人生が停滞してしまう。自分が持っていないものばかりが気になり、持っているものにしがみつこうとする。何かを失うことを恐れ、極端にリスクを避ける。脅威に過敏な脳は、柔軟で豊かな思考をすることができず、脳と体すべてを使った意思決定もできない。

重要なのは、マインドセットは状況に応じて変化するということだ。ストレス要因によって状況のとらえ方が変わると、同じ人でも豊かさマインドセットから欠乏マインドセットへと変化する。たとえば慢性的にストレスにさらされていると、リスク許容度が大幅に低くなる。重要で難しいプロジェクトを任され、期限前に長時間勤務が続いていると、家を買うすばらしいチャンスや、恋人と真剣交際を始めるタイミングに手を出さなくなる。これは自然な、そしてある意味合理的な反応ともいえるが、たいていの人は慢性的にストレスを感じて生きているため、欠乏マインドセットに陥りがちで、人生がマンネリ化して新たな段階に進めなくなっている。

欠乏マインドセットは人生の特定の領域に染み込み、直接的なストレス要因の有無にかかわらず常に働いていることもある。あなたの人生を振り返り、豊かさマインドセットあるいは欠乏マインドセットが一番影響している領域を考えてみよう。恋人との関係、仕事、友人関係、あるいは新しいことにチャレンジしようとするとき全般だろうか。それは今の人生や将来の夢にどんな影響を与えているだろうか。

では、どうすればモノの考え方を変え、豊かな生き方ができるようになるだろう。豊かさマインドセットに欠かせないのは、進んで思考パターンを変え、新たなパターンが入り込む余地を作ろうとする姿勢、過去の信念や思い込みを捨て、新たなエビデンスや思想を受け入れようとする姿勢だ。神経科学者はまさにそれを実践してきた。研究が進んだことで、それまで正しいとされてきたことに反するエビデンスが出てきたからだ。最近になって覆《くつがえ》された説は枚挙にいとまがない。大人になるまでに脳は「できあがって」いる、右脳思考と左脳思考は違う（脳の側性化）、男性と女性の脳は生まれつき違う、セクシュアリティは生物学的に決まるというのは、すべてそうした例だ。

そもそも科学者であるということは、失敗を厭わず、新たな学びと絶えざる進歩を求めて前進しつづけることを意味する。科学と同じように人生においても、過去の信念を捨てて積極的に変化を受け入れようとするほうが前に進みやすくなる。自分自身を変革するには、自らの考えについてどこまでも正直であること、そして思考を変えようという意欲を持つことが必要だ。

クレアのケース――恋愛VS仕事

私の友人のクレアは、恋人や友人との関係においてはすばらしく豊かな思考をする。最近、長年つきあったもののうまくいかなくなった恋人と別れたが、皮肉な態度に陥ることなく、前向きに楽しみながら新しい恋愛をスタートさせたのは本当に立派だった。いろいろなタイプの良い友人がいて、新しい人と出会うのも、既存の友情を大切に育むのも得意だ。

しかし仕事となると、まるで話が違う。不満を抱えながら、何年も同じ会社で働いている。何度も昇進を見送られ、上層部からは仕事を押し付けられ、たびたびひどい仕打ちを受けてきた。過去四年、耳を傾けてくれる人がいれば仕事の文句を言い続けてきたが、それでも会社を辞められない。

その原因は子供時代、両親がともにフリーランスで働いていて、仕事があったりなかったりという状況を目の当たりにしてきたために、経済的に不安定になることへの不安がしみついているためだ。それに加えて、最初に就職した会社でリストラに遭ったことがトラウマとなり、いつも最悪のシナリオを想定するようになった。こうして仕事人生においては、慣れ親しんだ「安全」な世界にしがみつこうとするようになった。ことキャリアにおいては、明らかに欠乏マインドセットに支配されていた。

この長年続けてきたネガティブな思考パターンと、それが意識的な脳の働きにどのような影響を与えているかに気づかせることで、クレアは仕事を失うことへの不安と向き合い、前向きな選択ができるようになった。他者や恋人と向き合うときの前向きな姿勢を、仕事にも当てはめるようにしたのだ。しばらく試行錯誤した末に、クレアは心と頭にとって無理のない方法でそれを実践できるようになった。友情を育むのが上手で、ネットワーキングも得意なことから、自分が望まないかぎり仕事がないという状況にはまず陥らないだろうと気づいたのだ。

この新たに芽生えた自信によって、キャリアに対しても豊かさマインドセットを持てるようになった。その結果、なんとしても現状にしがみつこうとするのではなく、自分がやりたいことに基づいて選択をするようになった。

誰にでもクレアのようなところが少しはあるかもしれない。「欠乏」の領域は恋愛、健康、仕事を含む社会生活など、人それぞれだ。

あなたには固定観念はないだろうか。変化を望んでいると言いながら、それを阻むような思い込みを抱えている分野はないだろうか。たとえば仕事量が多すぎ、担当業務を減らしたいと口では言いながら、実際には他の人に業務を任せない理由を自分で探していないか。心の中ではその仕事に必要な知識があるのは自分だけで、自分に権限が集中していることに満足しており、他の人に仕事を任せたら自分よりうまくできるのではないかという不安を抱えているのではないか。他人に任せるのはリスクが高すぎると思っている。しかし、本当にそうだろうか。私たちは失敗を恐れて、この手の言い訳を口にする。脳の力を生かして見つけ出し、避けるべきなのは、まさにそんな行動だ。自覚はなくても、自分の人生に悪影響を与えている欠乏マインドセットは何かと自問することが、人生を制約している無意識の固定観念を発見する第一歩である。

豊かさを選択する

対照的に豊かさマインドセットは、向上の余地は常にあるという信念に支えられている。そのような思考に立つと、挑戦、学習、苦労は歓迎すべきものであり、向上と成長のカギであると同時に、それ自体が目的となる。芸術、問題解決、あるいは人間関係など分野を問わず、思考力、創造力、技能は研鑽《けんさん》を積めば向上するものだ。小さな失敗は見方を変えれば機会であり、進化のプロセスの一部だ。仕事のつまずきは重要なスキルを向上せよというサインであり、恋人との破局はあなたがパートナーに求めるものは何かをはっきりとわからせてくれる。

そこで重要になるのが、脳の力を解き放つことだ。豊かさマインドセットを選択するというのは、人生と全力で向き合うと決めることだ。受身ではなく能動的に生き、自動運転モードとしっかりと決別する。恋愛に対してオープンになる、引っ越しをする、旅に出るといった変化には、誰でも前向きになれるかもしれない。一方、失恋、お金のトラブル、妊娠に関する問題などは、まったく予想もしていないときに降りかかってくるかもしれない。しかし変化への不安をコントロールできれば、未来にどんな難局が待ち受けていても乗り越えられる。困難に直面したとき、最もありがちな反応は、コンフォートゾーン（無難な範囲）にとどまっていようとすることだ。だがそんなときこそ選択肢を広げ、行動パターンを変えてみる必要がある。

豊かさマインドセットで生きているとき、脳の中では何が起きているのだろう。子供の好ましい行動を褒めるほうが好ましくない行動を罰するより、行動を改善したり、努力を促したり、好ましい習慣を養うのに効果的であることは、教師や児童心理学者のあいだでは長年の常識である。大人の仕事や人間関係にも同じことが言えるのだが、脳にそれを意識させないと、実行するのは驚くほど難しい。程度の差はあるが、私たちはみな、うまくいっていないことに注目する悪い癖がある。脳のリスク回避本能のほうが、報酬本能よりも強力だからだ。豊かさマインドセットの重要な特徴の一つが、ポジティブ思考だ。これはマイナスの部分にこだわるよりプラスの部分に意識を集中すること、否定的な考えを肯定的なモットーで打ち消すこと、他者への信頼と寛容を心がけ、人生はすばらしく、あなたを成功へ導くものだと信じることを意味する。

豊かさ思考を身につけるためには、強い意思を持ち、意識的に努力する必要がある。第４章で詳しく見るが、脳にしみついた思考パターン（意識的なものも無意識的なものも）を変えるには、努力と反復が必要だ。欠乏マインドセットがしみついている人の場合、「こんなことをしたら、こうなる」という最悪のシナリオを反射的に思い浮かべるような、ニューロンや神経回路が大量に存在する。

失敗のとらえ方を変える

豊かさマインドセットを身につける簡単な方法がある。失敗のとらえ方を変えることだ。欠乏メンタリティの人は、失敗すると「だから言ったでしょう」という内なる声に責めさいなまれ、野心的な目標を目指して頑張ることに意味はない、という信念がますます強まる。一方、豊かさ思考をする人は、失敗を成功の重要な要素と見る。

史上最高の発明のなかには、試行錯誤のなかで思いがけず生み出されたものもある。テフロンもプラスチックもマイクロ波も、まったく違うものを開発する過程で失敗の中から生まれた。チャールズ・イームズの有名な椅子は、足の添え木を作るために合板を成型する技術を開発するなかで副産物として生まれた。二〇〇三年、カリフォルニア大学ロサンゼルス校の大学院生であったジェイミー・リンクは、作業に使っていたシリコンチップを壊してしまったことをきっかけに、「スマートダスト」を発見した。チップの残骸を調べてみると、個々のパーツがまだセンサーとして機能していることに気づいたのだ。今日《こんにち》、スマートダストは医療技術から大規模な自然調査まで、さまざまな用途に使われている。世界で最も売れている薬の一つであるバイアグラは、もともと高血圧症や心臓疾患による胸の痛みの治療薬として開発された。いずれも実験と「失敗」によってもたらされた大発見だ。

自分の「失敗」を再評価し、「可能性」にラベルを張りかえてみよう。それは自分の内なるストーリー、すなわち過去の苦労に対する自己認識を書き換える第一歩となる。豊かさマインドセットに切り換えると決めれば、常にポジティブな見方が可能になる。これが成功の本質なのだ。最初の障害に直面したところで逃げ出さず、粘り強く目標を追い続けるところに成功はある。

最近広告で「あなたにはその価値がある」というフレーズをよく聞く。それは自分には理想の人生を歩む価値があり、それを創り出す能力があると心の底から信じている人があまりにも少ないことの裏返しでもある。実際には誰もがそんな力と自由が欲しいと願っている。豊かさのフィルターを通して世界を見ることを選択し、欠乏マインドセットと決別すれば、自分への疑念を信頼に換え、心から望む新たな現実への一歩を踏み出すことになる。

第二の原理　現実化

誰でも驚くような偶然を経験したことがあるはずだ。楽しい仲間と遊びに行きたいと思っていたら、友達からフランスの一軒家を予約したからおいでという招待メールが届く、あるいは仕事と少しだけかかわりのある何かに興味を持ったとたん、それに関係する大きなプロジェクトが舞い込んでくる、といったことだ。それでも自分の心から望むことにエネルギーを向け、そこに意識を集中させるだけで、その理想が「現実化」に近づくと言われても、なかなか信じられない。

こういうことはなかなか起きないし、もちろん受身的に何かを願っているだけで幸せが降ってくるなどと言うつもりもない。しかし強固な意思と十分な行動が組み合わされれば、こういうことも起こり得る。仲間に休暇に集まろうよと呼びかけてみたり、あるいは自分がどんな仕事を求めているか知り合いに発信してみたりしてもいい。願望が実現しないのは、そもそも自分に求める自信がないためであることが多い。

あなたのまわりで、こういう経験をした友人や家族のことを考えてみよう。すばらしい会社を興《おこ》した人や名峰に登頂した人だけでなく、健康状態が大きく改善した人や、会う人すべてにどんな家が欲しいか話していたら完璧な物件が見つかったという人はいないだろうか。有名人の中にもこんなケースはいくつかある。たとえば俳優のジム・キャリーは「一九九四年」という期日入りで、自分に一〇〇〇万ドルの架空の小切手を切ったところ、ちょうどこの年に『ジム・キャリーはMr．ダマー』に出演し、出演料としてちょうど一〇〇〇万ドルの小切手を受け取った。オプラ・ウィンフリーの人生を変えた「ビジョンボード」の逸話も有名だ。

理想の人生を「現実化」させようと本気で意識的に取り組むなんて、ばかげていると思うかもしれない。結局うまくいかず、努力が無駄に終わるかもしれない。誰かに壮大な理想を語って、好意的な反応が得られなければ、恥をかくかもしれない。だから何もせず、「信じなくても夢は実現するかもしれない」とただ座して待つのである。

心の奥の願いと、選択する意思が矛盾している人はあまりに多い。「意思を定める」の項でも触れたが、あなたにもそんな例はないだろうか。生活を安定させるために昇進し、昇給を勝ち得ることに意識を集中させているが、本当に願っているのは新天地で再出発することではないか。あるいは交際していたころはずっと不幸だった元恋人と、やはりうまくいくかもしれないとよりを戻そうとしていないか。人生を振り返り、あなたの心が望むことを本気で叶えようと努力したときのことを思い出してほしい。その結果、何が起きただろう。

現実化の科学

願いと意思が完全に一致したら、理想の人生の「現実化」に向けて動き出すことができる。五感すべてを使ってそれを思い浮かべ、視覚化するのだ。口に出し、耳で聞き、その様子、てざわり、匂い、味をイメージしてみよう。そうすることで脳にとって夢が具体的なものに思えてくる。

集中すべき対象を見つけ、頭のなかでしっかりとイメージするとき、脳内では二つの生理的プロセスが同時に起きる。ビジュアリゼーションの強力な効果と、現実化の起こる仕組みはそれによって説明できる。

二つのプロセスとは「選択的注意（フィルタリング）」と「価値のタグ付け」である。それぞれを詳しく見ていこう。

選択的注意

私たちは毎秒、何百万という情報のかけらを受け取る。目や耳から入ってくるものがほとんどだが、嗅覚、味覚、触覚からも入ってくる。脳はそのときどきに必要なことに集中するため、不要な情報は捨てたり無視したりする。情報は記憶に登録・保管し、その後の行動や反応を決めるのにいつでも使えるようにしておく。選択的注意とは、脳が少数の感覚入力に集中する一方、不要な情報とみなしたものを除去する認知プロセスである。

脳の選択的注意をつかさどるのは、大脳辺縁系《へんえんけい》の「視床《ししょう》」と呼ばれる部分だ。たとえばあなたが友人と会話をしているとき、視床は視覚的観察データ（目の前の人物の姿、あなたがとらえた相手の動きやボディランゲージ）のほか、相手の声とその抑揚や強弱、それ以外のあなたがとらえた感覚情報や、会話しながらあなたが抱いた感情などをすべて取り込む。視床は知覚の中心であり、あらゆる感覚情報を集め、交通警官のようにそれを脳の適切な領域へ振り分ける。そして脳の他の領域と連携しながら、優先すべき情報と削除して良い情報を識別する。その取捨選択の徹底ぶりは、驚くほどである。

一九九八年に心理学者のダニエル・レビンとダニエル・シモンズが行なった、有名な「扉」の実験の動画を見たことがあるだろうか[2]。この実験では研究者が地図を手に、通行人に道を尋ねる。通行人が地図を受け取り、研究者に行き方を教えていると、扉を抱えた作業員二人が、研究者と通行人のあいだを横切っていく。そのとき研究者は別の研究者と入れ替わる。つまり通行人の話し相手はまったくの別人に変わるわけだ。驚くべきことに、この実験では通行人の五〇％は、扉が通過したときに相手が入れ替わったことに気がつかなかった。地図と道順に集中しているため、道を聞いてきた相手の顔や声が変わったことを脳が認識できないのだ。通行人の視床は、研究者の外見は重要な情報ではないと切り捨て、それに関連する感覚情報をすべて無視したのである。レビンとシモンズは同じような実験をいくつも行なっている（バスケットボールの練習にゴリラの着ぐるみを着た人物が登場するバージョンを見たことがある人もいるだろう）。

脳内ではこの選択的注意が絶えず働いている。目をつぶって何か具体的な情報を覚えようとしたり、集中したいときに両手で耳をふさいだりするのは、それを意識的に行なうケースだ。自分が膨大な情報をブロックしていること、そして意識を集中させる対象として他の情報を選択していることを理解し、受け入れることは、現実化を目指すうえでとても重要だ。自分が何に注意を払い、何に注意を払わないかをコントロールすべき理由はここにある。意識的に注意を払わないことは、現実化できない。

脳の集中力をあなどってはならない。脳が情報を選別し、行動に影響を及ぼしていること（そして他の情報を「捨てて」いること）を理解すると、脳が意識していないだけで、意思にかかわりのある重要なことがいろいろと起きていることに気づき始める。あなたは自分の脳が何に注意を払い、何を無視すべきか、正しく選択していると自信を持って言えるだろうか。

すでに見てきたとおり、脳は常にデフォルトモードに戻ろうとする。すなわち生き延びるために、私たちを安全な状態にとどめようとするのだ（61ページ参照）。誰が味方で誰が敵かを見分けるのに、脳は膨大なエネルギーを使っている。人類が部族で暮らしていた時代には、それが生存を左右する情報だったからだ。しかし現代の世界では、このような無意識のバイアスを作動させず、「新しく」「危険」に思えるような目標や選択肢に対してオープンに、柔軟に、勇気をもって向かっていくように、脳の反応を積極的に変えていく必要がある。生き延びるために回避すべきことではなく、本当に何がしたいかに意識を集中させれば、それが現実化する可能性が高くなる（マウンテンバイクで山を走るときには、避けるべき路面の穴や岩を見るのではなく、それらを通り抜けて進む道に意識を集中させるのと同じだ）。

大脳辺縁系には、意識的な思考や記憶として何を残すべきか、判断するという仕事もある。壮大な目標や将来の計画を、無意識的でぼんやりとしたものから、完全な輪郭を持った意識的なものに変えるのが重要なのはこのためだ。たとえばあなたが恋人に求める重要な性質のリストを、意識的に作成してみよう。あなたが心から求める、あなた自身の経験や願望に基づくリストだ。その後も頻繁に時間をとってリストを見直し、そのような性質があなたにとってどんな意味があるのか、じっくり考えてみよう。そうすることでリストに挙げた希望に沿う人を積極的に探し、見つかったら合図を出すように脳の準備を整えておくのだ。すると、それまで人生のパートナーと出会うことなど諦め、誰かとコーヒーを飲んだり、バス停ですてきな人を見かけたときに話しかけたりする機会を無意識のうちに排除していたのが、変わってくる。誰かがあなたを見つめていたり、誘うように微笑みかけているのに敏感に気づくようになったり、名刺をもらった相手に連絡してみようという気になるかもしれない。こうして自分の願望に注意を向けることが、夢を現実化する一歩となる。

価値のタグ付け

価値のタグ付けは選択的注意の一部で、脳が与えられた一つひとつの情報（人や場所、香りや記憶など、あらゆるもの）に重要度を付与することだ。刺激に反応して何らかの行動をする前に起こる無意識の活動であり、その後の行動を決定づけるものと言える。

ある人は路上に停まっている旧式の赤い『ミニ』を見て、初めて買った（同じような）車にまつわる楽しい記憶を思い出し、思わずにっこりするかもしれない。無意識の価値タグ付けシステムが、古い記憶を呼び覚ましたのだ。ずっと忘れていたのに、今でもふとしたきっかけで青春時代の思い出とつながって、心の奥に温かい気持ちが湧いてくるような記憶だ。車を停めた人物にわざわざ話しかけたりするかもしれない。一方、脳（視床など大脳辺縁系）に「赤いミニ」というタグが存在しない人の場合、同じ車が自宅の目の前に何日も停まっていても、まるで気に留めないだろう。

価値のタグ付けには、論理的要素と感情的要素がある。論理的要素とは読んで字のごとく、脳が与えられたすべてのデータを私たちにとって、また私たちの生存にとっての重要度に応じてタグ付けすることだ。一方、感情的要素とは自分がその対象に対してどれだけ「社会的安心感」を抱けるかに応じて価値を付与することだ。それはコミュニティや家族などへの帰属意識、個人的および職業的アイデンティティを支えるやりがいや目的意識とかかわっている。

この心理プロセスが働くために、自分が大切に思うことに過大な価値を付与する一方、恐れているものや不確実さを感じるものにマイナスの価値（忌避）を付与しがちだ。たとえばつらい別れを経験したばかり、あるいは長いあいだ独身でいて、出産適齢期が終わりそうだという人の場合、逆説的だがパートナーを探すことや子供を持つことを避けようとするバイアスがかかる（忌避）。頭の中で「ずっと独りでいたのだから、いまさら誰かと一緒に住むのは無理だ」とか「キャリアや社会生活のほうが子供を持つよりずっと重要だ」というささやきが聞こえるためだ。その結果、恋人にぴったりの人が現れても気づかない一方、職場での昇進の機会には敏感になる。本人が望んでいない方向へ、理想から遠ざかるように、脳が誘導しているのだ。

子供時代に家や学校で批判されたり、「できない子」というレッテルを貼られたことで自尊心が傷つくと、キャリアアップのチャンスから逃げようとすることもある。心の底で、自分はそれにふさわしくないという恐れを感じるからだ。同じように健康的な食生活を始めても、心のなかできっと長続きしないと思っていると、簡単に誘惑に負けて好ましくない選択をしてしまう。これは感情に大きなインパクトのある経験によって形成された脳の回路が、価値のタグ付けシステムを狂わせ、今の人生の成功には結びつかない過去の安全策のほうへ判断を歪めるためだ。その結果、選択的フィルターはキャリアの成功や大恋愛の可能性より、恥や批判を避けることを優先する。

単純な話だ。あなたが人生に求めていることを脳に意識させ、集中させると、高まった意識が自動的にあなたのためにさまざまなチャンスを運んでくる。これは魔法ではない。それまで脳があなたから隠していた、夢を実現するための選択肢がはっきり見えるようになるだけだ。

第三の原理　磁力のある願望

前向きな願望と強い思いが組み合わさると、それに見合った出来事が現実に起こる。一九五四年、ロジャー・バニスターは史上初めて「一マイル四分の壁（一マイルは約一・六キロメートル）」を超えた。専門家が人類には不可能かつ危険と見なしていた偉業だ。だがバニスターはそれが可能だと確信しており、またバニスターが達成してしまうと、複数の選手がすぐそれに続いた（最大のライバル、ジョン・ランディは二カ月もしないうちに同じ記録を達成した）。何が変わったのか。突然道具や設備が変わったためではなく、人々の頭のなかで実現可能なことになった途端、何度も達成されるようになったのだ。脳が何かが可能だと認識するだけで、身体や外の世界で発生する事象を変えられることがわかっている。

磁力のある願望というのは比喩としてわかりやすい表現だが、額面どおりに受け取ってはいけない。楽観主義や、変化やリスクに対する積極的姿勢についての研究では、現実に何が起こるかを決めるのは個人のマインドセットや目標を達成しようとする意思の強さであることが示されている。実際にリスクをとるのか、前向きな変化を起こすのか、また他者とどうかかわるのかといったことが重要なのだ。ロンドン大学ユニバーシティ・カレッジ（ＵＣＬ）の研究では、心臓発作を経験した人のうち楽観的な人々は、ライフスタイルを好ましい方向へ変更する確率が高いことがわかった。タバコをやめ、果物や野菜の摂取量を増やしたりするなど、悲観主義者よりライフスタイルを変えていた[3]。その結果、楽観主義者が二度めの心臓発作や重篤《じゅうとく》な病気にかかるリスクは大幅に低下した。悲観主義者のほうが最初の発作から四年以内に二度めの発作を起こす確率は二倍高かった。未来を変えるチャンスに気づき、その成果を手にしようという意欲を持っただけで、楽観主義者の将来に大きな影響があった。

人生には想定内のことも想定外のことも起こる。重要なのは、あなたがそれにどう対応するかだ。前向きな願望とは良い結果を手にすることができると信じるメンタリティであり、思いの強さがその願望を具体的な成果に結びつける。強い感情は前向きな願望を現実に変えるために、ただ夢見るだけでなく行動を起こす新たなエネルギーと自信を与えてくれる。

実現する

私自身、今も磁力のある願望を実現する旅の途上にある。そこでは人生で一番つらい時期が人生最大の転換点となってきた。私がキャリアの大転換（おそらく人生最大の変化だった）をしたのは、三〇代半ばのことだった。大病院の医師という立場を捨てたのだ。大組織での安全で安定した仕事で、そこには誤りや不確実性が入り込む余地はなく（そんなことがあれば生死にかかわる）、給料は驚くほど多くはなかったが定期的に支払われた。しかも次の仕事も決まっておらず、蓄えもそれほどないのに、まったく新しいキャリアをゼロから歩もうと決めたのだ。長年、自分が医者以外の何かになるなどとは考えてみたこともなかった。

ただ水面下で変化は始まっていた。初めてキャリアチェンジについて考えたのはその二年前で、以来私の神経回路は成長し、変化しつづけてきた。知的挑戦という意味でも生き方という意味でも、精神科医という仕事は私が心から求める知的刺激ややりがいを与えてくれないのではないかという疑念をひとたび認めてしまうと、私生活でも大きな変化を迎えていたこともあり、強い思いがわっと湧き出てきた。私は自分で会社を立ち上げる計画を公言し、精力的に活動するようになった。キャリアチェンジするという前向きな願望に自信を持つため、ハーミニア・イバーラの書いた『ハーバード流キャリア・チェンジ術』という本を読んだ。キャリアチェンジの成功例がごまんと書かれたこの本を読み、私は医学以外にできそうなことを一〇〇項目リストアップした。そのうち現実味がありそうなものはたった一つだったが、新しい行動を起こす第一歩としては十分だった。それから月日を重ねるなかで、私は医療分野以外でやりがいのある仕事を見つけて成功するというビジョンに現実味を持たせ、やがて現実へと変えてきた。

心のなかで別の仕事を見つけるべきだという確信が強まるほど、外面的な自信も強まっていった。何人かの相談相手に、幸福に生きるためのコーチになりたいという芽生えたばかりの野心を打ち明けたが、まだそれは単なる夢だという言い方をしていた。会社経営のことなど何も知らなかったのだから。だがある朝目覚めたとき、今だ、と感じた。神経回路が転換点に達したのだ。私自身が生み出した、前向きな願望と強い思いのパーフェクトストームによって、人生に本物の変化が起きたのだ。幸いその頃には数千ポンドの蓄えもできていたので、退職の手続きをした。

仕事を辞めた私はコーチングの講座に登録し、まもなく離婚することになる夫と生活していた海外から二年ぶりに一人でロンドンに戻った。二〇〇七年のことだ。私は夫との関係が崩れていくなか、新しい事業をゼロからスタートした。当初は友人からの紹介に頼っていたので、「お友達価格」のクライアントがわずかにいるだけで、蓄えはどんどん減っていった。想像を超える厳しい状況だった。ネットワーキングなどという言葉は聞いたこともなかったが、なんとか新しい事業を軌道に乗せたいという強い思いを持っていたので、恐る恐るそこにも足を踏み入れた。

ひたすらネットワークを広げる努力を続けていると、二〇〇八年にはいくつか法人顧客が獲得できた。私は二〇一一年までにコーチとして成功し、幅広い顧客を持ち、講演や執筆活動を含めたさまざまなプロジェクトに取り組むようになる、というビジョンを設定した。さらに医師時代に稼いだこともないほどの収入を得る、と決めた。それは確固たる成功の証であり、私が正しい決断をしたことの裏づけになると思ったからだ。これが私の磁力のある願望となり、そのとおりの現実を引き寄せてきた。

その間、実家に身を寄せたり、親友の両親の家に住まわせてもらったりした時期もあった。ようやくワンルームのマンションで一人暮らしを始めた後も、元夫に家賃を援助してもらわなければならないこともあり、恥ずかしさと将来への不安でいっぱいになった。周囲からは週末だけ代診の仕事を引き受けて収入を確保したらどうかと勧められたが、きっぱり断った。医師の仕事に戻るのは失敗を認めるようで、ようやく手に入れた貴重な資産である自信や、成功したいという強い意思に支えられた新たな行動を台無しにするような気がしたのだ。

知人のジョーに、クライアントがなかなか獲得できず、お金が枯渇しそうだという不安を打ち明けたことがある。長年テレビ業界でフリーランスとして働いてきたジョーは「仕事は必ず見つかるよ」と励ましてくれた。私はその言葉を信じることにした。実際そのとおりになった。信念と成果によって、新たな意欲と決意がみなぎってくる。これが磁力のある願望の力で、自己増殖的に続いていく。

私は目の前に立ち現れる機会に対して柔軟に、そしてオープンでいることを学んだ。コーチングの料金は徐々に上げていった。働く場は世界に広げた。コーチングだけにとどまらず、有料、無料を問わず講演の仕事も引き受けはじめた。コーチングの業務には新しいテクノロジーを取り入れ、チームのためのメンタル・レジリエンスプログラムという特徴のあるサービスを開発した。最初は一人で働いていたのが、もう一人、二人とスタッフが増えていった。それからコーチングと同レベルの収入を講演活動からも得る、というビジョンを設定した。今では講演活動の収入がコーチングの二倍になった。

医療の世界に背を向け、新たな道を進みはじめたとき、私は多様性のある、バランスのとれた人生を思い描いていた。自分の関心がある神経科学に関する文献を読み、執筆活動やコーチングをして、仕事とプライベートをきちんと切り分けられるような美しい家に住む、と。それが今、自分の期待をはるかに超えるレベルで実現している。私らしい新たな生き方によって心から充実感を抱き、身体的、感情的ニーズも満たされている。ひとたび磁力のある願望の力を知ると、それは回を重ねるたびに強まっていき、手の届かない夢などないと思えてくる。

第四の原理　忍耐

混じりけのない意思を持ち、達成したいことに集中していたのに、早々と諦めてしまったり、プロセスが機能しないのではないかと不安になったり絶望したりするケースもある。

第四の原理はプロセスを楽しむこと、そして何よりも重要な、プロセスを信じることにかかわっている。目標やそれを達成することばかりにとらわれず、時が満ちて物事が自然と成就するのに任せるのだ。ビジュアリゼーションの実践やアクションボードを使って脳に働きかけるのは、脳内の回路をつくり強化しながら、時間をかけてさまざまなスキルを伸ばしていくことを意味する。そのための実践的エクササイズにとりかかる前に、その土台となる原理をしっかり理解しておくことがとても重要だ。モノの考え方を変え、自信を持ち、他者を信頼し、新しい物事に積極的に挑戦する姿勢を身につけるのには、さらに時間がかかるかもしれない。

新たな神経回路を構築していく過程では、しばらく何も変化がないように感じられる時期があった後、突然すべてがかみ合い、楽々と前進できるようになる。私の友人は最近、そんな経験をしたばかりだ。会社を興《おこ》し、何カ月も営業活動を続けたがうまくいかず、いよいよ白旗を挙げようというときにようやく努力が実ったのだ。脳内でニューロンを結びつけ、新たな回路を構築するには、とほうもない努力とリソースが必要だ。なかなか進歩がないと思っていると、突然分水嶺《ぶんすいれい》がやってくる。そこを超えるとプロセスは一気に加速し、インパクトは大きくなる。新しい健全な生き方には臨界質量のようなものがあり、そこに到達するとすべてが楽々と感じられるようになる。

同じように、どんな新しいスキルでも身につけようと思えば、そこに照準を合わせた努力と反復練習が必要だ。「モノにした」という感覚があり、何も考えずにできるようになれば、脳の回路が臨界質量に達したサインだ。

第五の原理　調和

「調和」の原理は、「力の源泉」を生かして人生が与えてくれるさまざまな知恵、力、贈り物を存分に享受するには、頭と体のバランス、そして両者はつながっているという知識が不可欠であることを示している。体は単に魂を運ぶ道具に過ぎないと考える、いまどきの「頭でっかち」な生き方をしていると忘れがちなことだ。自分にとって最善の選択をし、感情をうまくコントロールするためには、常に体と脳に意識を集中させる必要がある。マインドフルネスとプレゼンスの実践が、脳の力を引き出すうえで重要なのはこのためだ（297～316ページを参照）。

論理的脳、感情的脳、本能からのメッセージに耳を傾け、三者をすり合わせること（脳と体と心が矛盾せず調和していること）は、自分に正直に生き、変化しつづける世界で成功するための土台となる。そうすることで初めて自分の気持ちを信頼でき、自分やコミュニティにとって最善の正しい道を自信を持って見きわめられるようになる。ここで言う「メッセージ」とは、不安を感じたときに立つ鳥肌から、現実の状況が真の願望や一番大切な価値観と合致したときの安堵感まで、さまざまだ。

周囲の期待に沿うように、あるいは周囲と同じように行動するのをやめ、自分の本能（体）に従ったら結果はどうだったか、ノートに記録してみよう。きっと目からうろこが落ちるはずだ。あなた自身のニーズからわずかにずれるだけでも（たとえば休暇の旅行先をパートナーの好みに合わせる、義務感から職場のイベントに参加するといったことだ）、見えない負担は生じている。そうした妥協が積み重なれば、真のニーズや目標が阻害され、不満や怒りを感じる。それはストレスとなり、ストレスホルモンのレベルが上昇する。すると体は脅威に対して身構え、サバイバルモードに転じる。豊かさマインドセットで思考することは難しくなり、真の意思に集中しにくくなる。

私たちの最も深い部分に備わった知恵や力とつながる手段として、研ぎ澄ましておきたい機能は二つある。体のメッセージ（インテロセプション、内的感覚）に耳を傾けること、そして「本能」のメッセージ（直観）に注意を払うことだ。第7章、8章では、このとき脳や体のなかで何が起きているかを詳しく見ていく。さらに第4部では、ノート、感謝のリスト、マインドフルな生き方など、こうした力を引き出すための実用ツールの使い方を学んでいく。

第六の原理　普遍的なつながり

これは私たちはみなお互いに、そして宇宙とつながっているという考え方だ。人生に対する豊かさマインドセットの土台となるのは、この原理だ。

人間は社会的生物であり、強い帰属欲求を持っている。他者や世界とつながりたいという欲求は脳の共感回路を刺激する、神経科学的に見て非常に強力なモチベーターだ。愛情や信頼といった愛着の感情は、オキシトシンやドーパミンといった神経化学物質を分泌させる。これは脳の報酬系に作用し、絆や喜びを感じさせる。また人生の意義や目的意識を強く感じていることと、人生への満足度には相関性があることが多くの研究で示されている。[4]

自分自身に幸せをもたらし、他者や宇宙とも調和した生き方をするほうが、他者や状況に「抗うような」生き方でエネルギーをすり減らすよりずっと良い。自分にとってプラスなだけでなく、自分の大切な人々にも恩恵をもたらすような判断ができるようになる。さらに視点を広げれば、それは脳の道徳的回路に働きかけ、私たちが弱者や恵まれない人々に責任を負っていることを思い起こさせてくれる。

この原理は、世界があなたに影響を及ぼしていると同時に、あなたも世界に影響を及ぼしているということを伝えている。これを人生で実践するとは、どういうことか。まず思い浮かぶのはマハトマ・ガンジーの言葉だ。「あなたが世界に望む変化を、あなた自身が起こしなさい」

神経可塑性《かそせい》（大人の脳でも驚くほど変化する力があること）に関する最新の研究成果を見れば、外的要因にふりまわされているという被害者意識を持つのをやめ、自ら人生に前向きな変化を起こし、それを通じて周囲の人々に刺激と意欲を与えることに集中すべきだとわかる。尻込みしたり、オファーが来るのをひたすら待つのではなく、対人関係を良くするためにセラピーを受けたり、昇進の機会に応募したりするといったことだ。その範囲は広がり、やがて社会や自然保護、気候問題など、仕事や人間関係に関するありとあらゆるものに好ましい影響をもたらすようになる。

あなたがワクワクすること、情熱を感じる対象はなんだろう。それを良くするために、できることを一つ選ぼう。自宅でリサイクルをする、地域の慈善団体で週に数時間ボランティアをするなど単純なことでいい。普遍的なつながりを実感する簡単な方法はほかにもある。ソーシャルメディアで世界のどこかで起きている理不尽な問題について発信する、あなたが支持する組織に定期的に寄付する、近所の高齢者の手伝いをする、慈善目的のスポーツイベントに参加するためにトレーニングを始める、といったことだ。

あなたの「部族」は誰か

私たちが社会的つながりを求めるのは、原始時代の名残だ。周囲の人々は、私たちの部族である。

脳の力を引き出すには、彼らの助けが欠かせない。このような社会的つながりの質が、思考、気分、行動に多大な影響を及ぼすことをよく覚えておこう。幼い子供にとって部族は身のまわりの家族だけだ。ただ成長にともない、部族の範囲は広がっていく。大人には自らの望むように人間関係を取捨選択し、部族を変えていく自由がある。他者とのつながりを育んだり、剪定《せんてい》したり、使わないものは枯れさせたりするのだ。脳内のつながりについても、まさに同じことが起きている。

心理学者や社会学者は、社会的つながりが私たちに及ぼす影響を「伝染」と呼ぶ。このテーマに関する研究は増えつづけており、そこから私たちは生活習慣（健康的なもの、そうではないもの）、感情、さらには懐事情など、さまざまな点で自分に近い人々に影響されることが明らかになった。たとえば親しい友人が離婚すると、あなた自身が離婚するリスクは大幅に高まる。(5) 同様に友人が肥満になると、翌年のあなた自身の肥満リスクは五七％上昇する。(6)

カルガリー大学ホチキス脳研究所では近年、ストレス伝染の研究を進めてきた。(7) そこではストレスを受けたネズミの交尾相手の脳では、ストレスへの反応をコントロールするニューロンにストレスを受けたときと同じ変化が見られた。人間でも一緒に生活や仕事をする時間が長い女性同士の生理周期が、二〜三カ月のうちに同期することを示すエビデンスがある。同じメカニズムを通じて、私たちは自らのストレスを抑圧することで、お互いのストレスホルモンのレベルに影響を与えあっている。

次のエクササイズを通じて、あなたが一緒に過ごす時間が最も長い人々から、どんな影響を受けているか考えてみよう。

ピープルツリー

一　ノートに一本の木を描き、そこから五本の枝を伸ばす。あなたに最も近い人を五人選び、それぞれの枝に名前を書き込もう。友人、家族、同僚など、現在のあなたの人生において最も重要と感じられる五人だ。

二　それぞれの枝に、その人物を最もよく表す言葉を五つ書こう。肯定的なものでも否定的なものでもよく、その人物像と、その人があなたにとってどのような存在かを端的に表すようにする。

三　私たちは一緒に過ごす時間が一番長い五人を組み合わせたような人間だ、とよく言われる。書き込んだ言葉をじっくり眺め、あなた自身を表すものがどれだけあるか考えてみよう。あなた自身の強みと同じだと思えるものには○印を、あなた自身の弱みと同じだと思えるものには×印を付けよう。

四　×印を付けたものについて、どうすれば改善できるか考えてみよう。私たちが他者を最も声高に批判するのは、心のなかで自分自身について最も自信のない点であることが多い。

ツリーが完成したら、その全体像とあなたが選んだ二五の言葉を見つめてほしい。そこに書かれた属性は、常にあなたに影響を及ぼしている。この五人はあなたのマインドセットにどのような影響を与えているだろうか。彼らとのかかわりは、あなたの力の源泉を豊かにしているだろうか、それとも消耗させているだろうか。

ツリーに否定的な言葉が並んでいるようであれば、変えるための行動を起こさなければならない。五人と接する時間を減らせるだろうか。あるいは彼らとのかかわり方を変え、あなたの脳に及ぼすマイナスの影響を抑えられないか。

「あなたの一番良い部分」を引き出すのは誰か、そして付きあうのをやめるべき相手は誰か。五人との関係を、あなたの願望を後押しし、未来を変えるのに役立つものにするために、あなたが取るべき三つのアクションをノートに書き留めておこう。一緒に過ごす時間を増やし、多くを教えてもらいたい人は誰か。そしてこれまでどおり、お互いに実りある関係を続けていきたい相手は誰か。また意識的に距離を置くべき相手、心の中で縁を切って関係が自然消滅するのを待つべき相手は誰か。

このエクササイズや、ささやかな「ペイ・フォワード（他者から受けた厚意を他の誰かへ渡していくこと）」を実践することで、他の人々のポジティブなエネルギーとのつながりを感じられるようになる。それによってあなた自身のポジティブなエネルギーが強まっていく。引き寄せの法則を加速させるのはこのエネルギーであり、私たちはそれを受け取るだけでなく、生み出す者にならなければならない。

引き寄せの法則を支える六つの原理を、最新の科学の観点から見直し、理解することは、脳の力を最大限引き出すうえで大きな武器となる。「現実化」と「磁力のある願望」は、自分の真の願望に気づき、それに意識を集中し、実現につながる行動をとるのに役立つ。「忍耐」と「調和」があれば、あなたは目標を粘り強く追い続け、またその目標は本当の自分と合致したものになる。そして「豊かさ」と「普遍的なつながり」を意識することで、あなたは他者や世界全体とのかかわりのなかで自らの目標を考えるようになる。この世界における自分の居場所を考え、強力な目的意識を抱き、そのために脳を使うようになる。強く、慈愛に満ち、ブレない思考をするようになる。こうした変化を通じて、あなたは自らに備わった力をはっきりと自覚するはずだ。

第2章
ビジュアリゼーション

「目指すべき場所がわからなければ、どちらに進んでもどこにも行きつかない」

——ヘンリー・キッシンジャー

オリンピックで複数のメダルを獲得した競技スキー選手、リンゼイ・ボンは、重要な大会の前には必ずビジュアリゼーションをする。コースを滑る自分の姿を視覚化するのだ。

「本番前には必ず、頭の中でレースを思い描くの。スタートゲートに立つまでには、頭のなかでそのコースをすでに一〇〇回は滑り、一つひとつのターンをどう曲がるかをイメージしているわ。（中略）コースを視覚化してしまえば、絶対に忘れない。スタートしたら正しいラインに乗って、思ったとおりのコースを滑るだけよ」

ビジュアリゼーションを実践するスポーツ選手は少なくない。モハメッド・アリからタイガー・ウッズまで、大会前の心の準備において、ビジュアリゼーションが重要な要素だと語っている選手は多い。スポーツ以外でもビジュアリゼーションを成功の要因に挙げる有名人は枚挙にいとまがない。たとえばアーノルド・シュワルツェネッガーやケイティ・ペリーだ。ペリーが九歳のときに作ったビジョンボードと写った写真を見たことがあるだろうか。グラミー賞を獲得することを含めて、そこに書かれていた事柄はすべて実現している。

自分を信じる気持ちや目標の実現についての議論では、視覚的なたとえがよく使われる。偉業を達成することを「夢見る」、あるいは何かが実現することを「心の目で見る」といった具合に。合理的思考や具体的事実だけに集中するのではなく、自らの五感を大切にし、空想やマインドワンダリング（心がさまよっている状態）を肯定的にとらえる人ほど、そういう言葉を使う。

ビジュアリゼーションに効果があるのは、私たちの脳にとって、ある出来事を物理的世界で直接経験することと、そのイメージ（ときには行動）をしっかりと思い浮かべることのあいだにほとんど違いはないからだ。

ビジュアリゼーションの威力

簡単な例で説明しよう。あなたの左足で、床をとんとんと踏むところを想像してほしい。今あなたは実際に左足で床を踏み鳴らすときと同じ脳の領域を刺激したのだ。昏睡状態の（動くことも反応することもない）人に、自宅の居間に入っていくところを想像してほしいと言うと、想像に関する脳の領域と同時に、歩行に関連する脳の領域も活性化することを示す脳スキャンもある。

驚くべきことだが、何かを想像するだけで、想像した行動による心理的効果のみならず、身体的効果も表れることがある。想像という手段を駆使するだけで、その対象を感じられるだけでなく、現実になることもあるのだ。筋肉を鍛えるところを想像すると、実際に筋肉が強くなり、またその動きと関連する大脳皮質の回路が活性化することを示す研究がある。[1] 同じような例として、オハイオ州のクリーブランド・クリニック財団の運動心理学者、ガン・ユエが被験者に想像のなかで筋トレをしてもらったところ、実際には一切運動をしていないにもかかわらず、被験者の筋肉量が増えたことがわかった。[2] 信じられないような話だ。ユエの研究には三〇人の健康な若者がボランティアで参加した。このうち一つめのグループの八人は、頭のなかで小指を曲げるトレーニングをした。二つめのグループの八人は、頭のなかでひじを曲げるトレーニングをした。三つめのグループの八人は対照群として、何もトレーニングをせず、筋肉量の測定のみに参加した。そして最後の四つめのグループの六人は、実際に小指を動かしてトレーニングをした。それぞれ一日一五分、週五日のトレーニングを一二週間続けた。トレーニング終了時点で、一つめのグループの小指の強度は三五％、二つめのグループのひじの強度は一三・五％増加した（身体的運動は何もしなかったにもかかわらずだ！）。一方、実際にトレーニングをした四つめのグループでは小指の強度は五三％増加していた。対照群では小指、ひじの強度ともに有意な変化は見られなかった。最も効果が大きかったのは身体的トレーニングをしたグループだが、想像上のトレーニングしかしなかったグループの強度の増加ぶりにも驚かされる。

これは運動心理学者の長年の常識を裏づける、確かなエビデンスと言える。達成したい成果の心的イメージを持ち、それを身体感覚のシミュレーションと結びつけることで、この行為にかかわる脳と身体のつながりを強固にすることができる、というのがそれだ。このつながりは脳の深いレベルに刻み込まれ、現実生活でのそれに関するトリガーや事象に反応しやすくなる。催眠療法士がよく勧める手法に「手首にゴムバンドを付けておき、自分でやると決めたことを完了したときにパチンと弾くようにする」、「左手首にゴムバンド三本を付け、プラス思考や前向きな成果をイメージするたびに右手に移し、その日のうちに三本すべてが右手に移るようにする」といったものがあるが、それも同じ発想に基づいている。

身体的トリガーと心的トリガーを組み合わせることで、体と心が活性化され、心身両面から好ましい結果が促されるようになる。それは見たこともやったこともない事柄を、脳がきちんと認識し上手にこなせるように、脳の準備を整えておくことにほかならない。それゆえに理想の未来を視覚化することによって脳の準備を整え、自分の日々の行為や他者とのかかわりのなかでそれと結びつく事柄を認識できるようにし、有利なチャンスに気づき、それに吸い寄せられるようにするというのは、理にかなったことなのだ。

特定の事象に対応するためにビジュアリゼーションという手段を使うのも、きわめて有効だ。それは脳が新たな事態、人物、場所との遭遇を潜在的脅威とみなす傾向があるというパラダイムを逆手にとることになるからだ。たとえば就職面接やブラインドデートといった、重要な機会を考えてみよう。

脳は不慣れな環境や安全地帯から離れる行為に敏感に反応するため、どうしても不安になる。新たな状況や変化に直面すると、脳は潜在的危険を警戒する。59～68ページで見たように、これは「豊かさマインドセット」の敵である、「欠乏マインドセット」に支配されている状態だ。ストレスにさらされたときなどには、誰もがそうなりやすい。副腎がストレスホルモンのコルチゾールの分泌量を増やすためで、健康に悪いのはもちろんだが、それ以上に重要なこととして、リスク回避を最優先して意思決定を歪める。それによって私たちの自尊心や、このような場面で重要な信念体系が揺らぐ。その結果、新たな状況に対処する能力が阻害され、思うように実力を発揮できなくなる。

事前に特定の出来事や状況を視覚化しておくというのは、それは馴染みのある状況、既知の試練であると脳を欺くことにほかならない。すると脳の不信感が和らぎ、豊かさマインドセット側に振れるので、熟慮したうえでリスクをとったり、チャンスに手を伸ばせるようになる。

私はクライアントが特定の出来事に対応する準備として、ビジュアリゼーションを手伝うことがある。たとえば就職の面接を受けたり、講演をしたり、競技に出場したりするときだ。そんなときは心の目で、その状況を細部までしっかり見てもらう。自分がどんな服装をしているか（当日自分が履く靴や洋服）、その場にいるのは誰か（大勢の観衆の顔、講演や面接でのやりとりへの反応）、どこにいるのかといったことを逐一思い浮かべ、シナリオを最初から最後までたどり、好ましい結果で締めくくる。すでに会場に足を運んだことがあれば、そこにいる自分を思い浮かべればいい。そうでなければグーグル検索で確認したり、早めに会場に行ったりして、脳にそこは既知の場所だと思わせる。長距離ドライブに出発する前に地図やアプリでルートを確認するのと同じことだ。知らない道を走るときには当たり前にすることだが、重要な出来事の前に同じように準備することは当然とは思わない人が多い。

ビジュアリゼーションが個別の出来事に備えるのに有効な手段であるのはまちがいないが、本書ではさらに上のステージを目指す。視覚化の威力を使って、あなたの人生の長期ビジョンをつくるとともに、その土台となる脳科学の知識を学ぶのだ。

未来を創造するためのビジュアリゼーション

ビジュアリゼーションは引き寄せの法則を味方につけ、豊かさと楽観主義に基づいて行動するのを後押しする。ビジュアリゼーションが有効なのは、それによって意識が高まり、人生で最も手に入れたいと望むものに注意を向け、新しいものや困難な状況から逃げようとする脳の欲求を抑えることが可能になるためだ。またビジュアリゼーションは「抽象化」と「感覚統合」という、脳の二つの機能と結びついている。

抽象化

抽象化（抽象的思考）とは存在しないもの、あるいは明確ではないものについての像を描く脳の働きである。たとえば可能性を思い描く、それまで見えていなかったパターンを見抜く、点と点を結ぶといったことだ。論理的思考が確定的で、独創性や想像力の入り込む余地のないものであるのに対し、抽象化はまさにその対極にある。そこには天体物理学のような抽象的概念、あるいは詩のような斬新な言葉の使い方などが含まれる。

抽象的思考とは、たとえばある状況に直面したとき、「こうだったらどうだろう？」と考えてみる、あるいは新しい解決方法を探るためにそれを小さな構成要素に分解してみるといったことだ。それによって自らの行動のパターンに気づいたり、反応を修正したり、前へ進む新たな道を考えたり、これから起こる何かを想像することができる。たとえば理想の休暇について、どこへ行くか、何をするか、誰と行くかを考えてみるといったことだ。その時点では単なる空想に過ぎないかもしれないが、記憶と知識に柔軟な思考を組み合わせることで、それが今まさに起きていることのように詳細に思い浮かべることができる。

脳にはたくさんの複雑なネットワークがある。その両極にあるのが「デフォルト」ネットワークと「コントロール」ネットワークだ。前者は抽象的思考を可能にする。日々の仕事について論理的、合理的思考ばかりしていて、あるいはストレスにさらされて生きていて、「木を見て森を見ずになっているな」という気がするときには、デフォルトネットワークの出番だ。あてのない散歩、空想、陶芸、楽しみのための読書といった活動は、いずれも脳のデフォルトネットワークを活性化する。そんなときには新たなアイデアがひらめきやすくなり、また自由な連想、感情的知性や直観が働きやすくなる。

休暇に出ると、悩んでいた問題について新たな見方ができたり、新たな道に踏み出そうという決意が固まったりするのは、そのためかもしれない。いったん目の前の状況から離れることで、新たな可能性が浮かんできたり、もともとあった問題に新たな解決策が見つかったりする。あとはそれを行動に移すだけだ。

しかし論理的脳は、常にスイッチの入った状態にあるのが当然だと思っている。デフォルトネットワークの対抗勢力がコントロールネットワークで、目の前の作業に集中したり、分析的思考をするためのさまざまな回路で構成されている。こう考えると、脳をリラックスさせ、自由な発想や清々《すがすが》しい気分を楽しみたければ、意識してコントロールネットワークをオフにしなければならないというのが直観的にわかるだろう。

ビジュアリゼーションは、論理的思考にストップをかけ、抽象的で柔軟な思考をするための優れた手段だ。それはまずビジュアリゼーションという作業に五感を集中し、脳と体のつながりを呼び覚ますところから始まる。私がクライアントに「あなたの理想はどんな姿をしていて、どんな音、感触、匂い、味がするか教えてください」と言うのはこのためだ。そうすることで人生の未知なる領域、未開拓の領域に足を踏み入れることができる。

あなたの力の源泉を解き放てば、思考を支配する凝り固まった固定観念を発見し、それに代わる新たな価値観を構築し、成長し前進することが可能になる。第4部を中心とする本書のエクササイズは、あなたの人生を支配してきた思考や行動のパターンを無意識から意識の中へ引き上げる。そのうえで自らの思考を振り返り、理想の実現につながる新たな行動を選択してほしい。

感覚統合

脳は五感が外界から受け取る膨大なデータをもとに、私たちにとっての現実を創り出す。また外界からの情報は、さまざまな記憶を呼び覚ます。私たちは抽象化によってこうした知覚的トリガーと、それによって喚起された過去の出来事を結びつける。記憶を喚起するトリガーとして最も強力なのが匂い（良い香りも嫌な臭いも含めて）だが、すべての感覚は同じように記憶とつながる。このため五感を使って豊かさ、機会、実りある人間関係の記憶を呼び覚ますことで、自分を成功しやすい状態に持っていくことができる。

ビジュアリゼーションを始める

私はクライアントとビジュアリゼーションを試みるとき、思い浮かべる対象をイメージするだけでなく感じてほしい、と伝える。ビジュアリゼーションには五感すべてを動員しなければならない。想像に視覚的イメージだけでなく手触り、音、香りを与えると、それは全感覚的経験となる。

あなたに備わった一番ポジティブな心理状態と、一番ネガティブな心理状態を認識するための、強力なビジュアリゼーションの方法を紹介しよう。

体	頭
心	魂

ポジティブな自分とネガティブな自分

個人的成長は自らに対する理解を深めるところから始まる。このエクササイズはそのためにある。ノートの見開き二ページを使い、四象限から成るこんな表を二つ描いてほしい。

「体」はあなたの体が感じること。「頭」は思考、「心」は気持ち、「魂」は心の底で感じている生きがい、目的意識、この世界における居場所などだ。まずは過去にとてもネガティブな気持ちになり、ストレスを感じ、不幸になったときのことを思い出し、そのときの思考や感覚を思い浮かべよう。続いてそれと対極にある、自信を持ち、幸福感と充実感を抱いたときのことを思い出してみる。記憶を思い起こすと、そのときと同じ気持ちが湧きあがるはずだ。

一　まずあなたが大きなストレスを感じたとき、自信が持てず、何もかもうまくいかないと感じていたときのことを思い出してみよう。たとえば職場でリストラに遭いそうだったとき、恋人と別れたとき、気分が沈んだとき、あるいは会議や話し合いがうまくいかなかったときだ。

二　目を閉じて一分間、そのときの記憶に浸ろう（スマホのタイマーをセットして、一分以上にならないようにする）。そのときの情景や音を思い浮かべる。あなたの服装や一緒にいた人など、細部まで思い出そう。

三　時間が来たら目を開けて、頭に浮かんだことをすぐに四つの象限に書き込もう。体の欄には「疲労困憊」、「筋肉が硬直」、頭の欄には「いろいろな思いが錯綜」「なぜ私が？」、心の欄には「悲しみ、怒り、屈辱感」、魂の欄には「迷い」「孤独」といった言葉が並ぶかもしれない。

四　続いて、あなたが幸福で自信にあふれ、人生が順調だったときを思い浮かべよう。前回と同じように目を閉じて一分間、その記憶に身を委《ゆだ》ねよう。結婚式の日、友人や家族に囲まれたすばらしい誕生日、人生が希望にあふれていたあの日。それは体、頭、心、魂にどんな作用を及ぼしただろうか。

五　二ページめの表に、頭に浮かんだことを書き込もう。

六　二つの表を見比べてみよう。意外なこと、当然なことは何だろう。二つの表の類似点、相違点は何か。正解や間違いはない。あなたにとって何が重要か見きわめよう。そして必要なときにはこの表を見て、いずれかの象限に働きかけることにより、沈んだ状態から自信に満ちた状態へ移行する方法を身につけよう。たとえば自信に満ちた感覚を取り戻すための身体的ルーティーン、自分がどちらのマインドセットにあるかを意識する、といったことだ。

私の場合、このエクササイズで一番大きな違いが出るのは体の象限だ。落ち込んでいるときには他者とのアイコンタクトを避け、笑わなくなり、姿勢が前かがみになる。

あなたなら、どうやって「残念な一日」を「素敵な一日」に変えられるだろう。困難な状況に沈んだ自分を、一転して最高の自分に変える方法は？　答えはノートに書き込んでおこう。そして雑誌を見るときにはポジティブな自分を体現するような写真を探し、アクションボードで使えるように保存しておこう。

私はなかなか悪い思考パターンを抜けられない、感情をコントロールできない、気分が沈んでいるというときには、少なくとも顎を上げ、肩を引き、周りの人とアイコンタクトをとり、笑顔を見せるようにすればいいと自分に言い聞かせる。

これからの一週間、常に自分にポジティブな言葉をかけるよう心がけてほしい。褒め言葉は愛と信頼、喜びとワクワク感にかかわる感情的回路を活性化する。これは愛情ホルモンのオキシトシンの分泌量を増やすので、他者や自分自身に対して温かい気持ちになれる。このような思考を習慣化すると、豊かさマインドセットに基づいて行動するようになり、他人の成功によって自分の成功が目減りすることはないと思えるようになる。

反対に自己批判やネガティブな思考は、不安、怒り、嫌悪、恥、悲しみといった感情にかかわるサバイバル回路を活性化する。すると欠乏マインドセットに傾き、さらに不快な思いをするリスクを取るより、現状にしがみつこうとするようになる。

あなたの脳が過去のつらい状況あるいは幸福な状況を「追体験」するのにどれだけの時間を使って

いるか、そのビジュアリゼーションがあなたのマインドセットや意思決定にどんな影響を及ぼすか、考えてみよう。「ポジティブな帽子」をもっと頻繁にかぶろうと心に決め、ポジティブなビジュアリゼーションを習慣化する方法を考えよう。一日二～三分かけて、先ほどのエクササイズによって自信にあふれた自分を思い浮かべてみよう。続いてその時間を五～一〇分、楽しければもっと伸ばし、その恩恵を享受しよう。このエクササイズがあなたに、そしてあなたの他者との関係や、他者のあなたへの反応に及ぼす影響の大きさに驚くはずだ。

ビジュアリゼーションで重要なのは、単にあなたの求めるものを思い描くことではない。そこに自らを置いてみて、どんな感じなのかイメージすることだ。その味わい（成功の味）、匂い（新しい家のペンキの匂い、ある仕事に関連する食べ物の匂い、特別な場面で付ける香水の香り）、音（喝采、お祝いの言葉、音楽）、そして非常に重要な要素として、それが実現したときの身体感覚（幸福、自信というのはどのような感覚なのか）を思い浮かべるのだ。

練習を積むほど、それが実際に起きているとき、あるいはその理想に近づくのに役立つことがあったとき、気づきやすくなる。ビジュアリゼーションやマインドワンダリングをするとき、特定のエッセンシャル・オイルを使ってもいいだろう。「ポジティブな自分とネガティブな自分」、そして313～315ページのビジュアリゼーションのエクササイズを繰り返せば、あなたのビジョンを現実に変えるように五感が協調してさまざまな手がかりを拾い集め、脳の回路やそれに関連する思考パターンを変えていくだろう。

第2部
しなやかな脳

第３章

驚異的な脳

脳の力はどこから生まれるのか

人間の脳より、宇宙のほうが研究が進んでいる、とよく言われる。私たちの頭のなかで動いている一・五キログラムの細胞の塊より、数十億光年先にある物質のほうが解明されているというのだ。数十億個ものニューロンが活動する私たちの脳には、はかりしれない可能性が潜んでいる。ここ一〇年あまりの神経科学の最も胸の躍る成果と言えば、意識的努力と目的を持った練習によって、脳がどれほど大きく変化するかがわかってきたことだ。

脳が物理的にどのように機能するかを深く理解するほど、「力の源泉」の可能性を解き放つことができる。この源泉を解き放つすべを心得ているかはとても重要で、人生を変える力がある。それは心の底の願望を実現し、他者と健全で互恵的な関係を築き、未来を自らの手で創造することを可能にする。

古い科学、新しい科学

比較的最近まで、人間の身体の成長が完了すると、脳も完成するというのが常識だった。成人の中枢神経系（CNS）では新たなニューロンは一つも生成されず、人格も才能も死ぬまで変わらないと考えられてきた。たとえば腕や足の神経は切断されても再生するが、脳や脊髄は再生しないことはかなり以前から知られていた。大人になってからも情報や記憶を取り入れ、技能を磨くなど学習を続けることはできる。そして「思考」を変えることもできる。ただもっと深い生理学的レベルで「脳」そのものを変えることは不可能とされてきた。

しかし最新の神経科学や脳スキャナの登場により、この理論は吹き飛んだ。いまでは胚神経細胞は成人のCNSにも存在することがわかっている。そのほとんどは海馬《かいば》にあり（新たな記憶が生成・保管されるのはここなので、理にかなっている）、他の領域にも存在するかはまだ議論が分かれているが、その可能性は高い。目下、脳とその驚くべきプロセスについて新たな発見が続々と生まれている。結局のところ、脳そのもの、そして脳に関する私たちの知識も確定的なものではなかったわけだ。

神経科学の症例として最も有名なものの一つが、フィネアス・ゲージという一九世紀半ばのアメリカ・カリフォルニア州の鉄道労働者のケースだ。作業中事故に遭ったゲージの体験により、脳に関するそれまでの常識は大きく変わった。ゲージは線路を敷くための地盤を整える作業班の班長だった。大きな鉄の棒を使って、岩盤の穴に爆薬を押し込む作業をしていたところ、途中で爆発が起きた。一メートルあまりの鉄棒はゲージの頬骨を砕き、脳を貫通し、頭の裏側から飛び出て数メートル後方に落下した。左前頭葉のほとんどが破壊されたゲージが、生還したこと自体が驚きだった。

ただ回復したゲージの人格の変化は明らかかつ劇的で、友人たちが「もはやゲージではない」と口をそろえるほどだった。それまでゲージを模範的な班長と見てきた鉄道会社も、行動がひどく粗暴で、また衝動の抑制が利かなくなったため、職場に戻すことを拒否した。それから亡くなるまでの一二年間ゲージの行動を観察した医師や科学者は、身体的外傷を受けた後の脳の反応について理解を深めることができた。ゲージの驚くべき症例は、脳がどのように行動、人格、自己洞察をコントロールするかという今日《こんにち》の理解につながる大きな一歩だった。ゲージの人格は一変し、将来の計画を立てること、衝動を抑制することはできなくなった。そこから前頭前皮質《ぜんひしつ》は衝動抑制および将来の予測と計画に重要な役割をしているのではないか、という説が生まれた（その後証明された）。

現在ではゲージの時代はもちろん、数年前ですら想像もつかなかったことがわかってきた。ここ二〇年、高度な脳スキャン技術の登場により、脳とその回路の本当のすばらしさが少しずつ明らかになってきた。これから脳の発達、その仕組み、さらには脳が私たちの経験をどのようにコントロールしているかをつぶさに見ていこう。あなたを「あなた」にしているのは脳だ。さあ、その始まりを見ていこう。

驚くべき脳

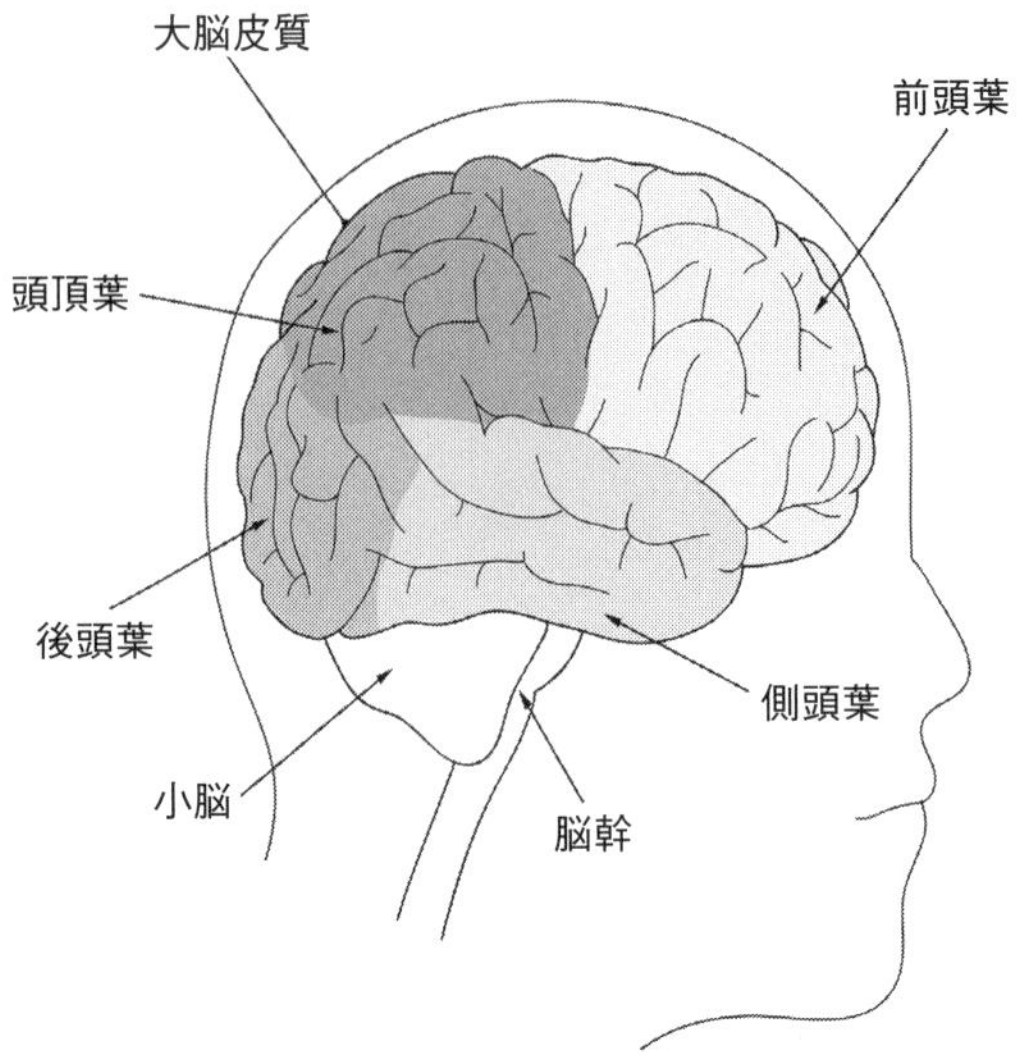

人間の脳

誕生によって脳の発達が始まり、やがて死を迎えるまで、中枢神経系は以下の構成要素でできている。

・**大脳皮質**　ひだ状の脳の表面部分。一般的に私たちが「脳」と思っている部分。
・**脳幹**《のうかん》　「脳」と脊髄をつないでいる。
・**小脳**　脳の後方にあり、主に調整と運動にかかわる。

三つの構成要素はまるで八六〇億個のピースからなる立体ジグソーパズルのように美しく組み合わさり、一体となって機能する。一つひとつのピースは、脳内のニューロンだ。

ニューロン（神経細胞）は体や五感から入

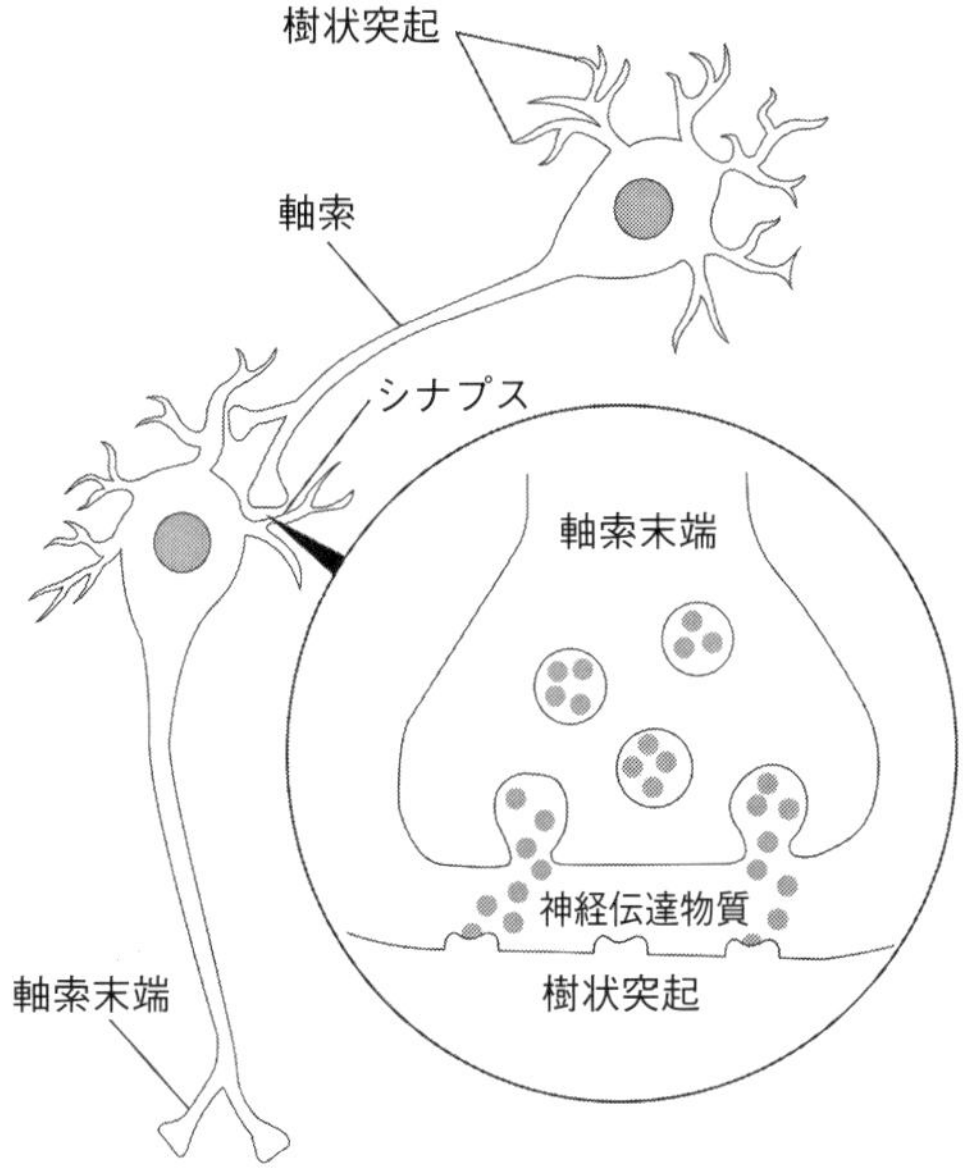

脳のニューロン（神経細胞）

ってくる情報を伝達し、解釈する手段であり、運動、行動、意思疎通、思考を連携させる。ニューロンは脳の各領域で神経回路を通じて電気信号を送り、情報を伝えていく。見たこと、聞いたこと、感じたこと、暑さ寒さへの反応、触感、感情的反応などだ。

　ニューロンは本当におもしろい。見かけは木のようだ。「軸索《じくさく》」と呼ばれる幹があり、他のニューロンから情報を受け取る「樹状突起」と呼ばれる枝があり、電気的メッセージのかたちで他のニューロンに情報を発信する「軸索末端」と呼ばれる根っこがある。情報は電気的刺激として根っこを伝わる。そこから神経伝達物質と呼ばれる化学物質が放出され、それが次のニューロンとの隙間を橋渡しする（シナプス）。

神経伝達物質を受け取るのは、次のニューロンの枝だ。するとその根っこからまた電気的刺激が発せられ、こんな具合に電気的刺激はニューロンからニューロンへと伝えられていく。

一つひとつのニューロンは、とにかく働き者だ。毎秒一〇〇〇個の神経信号を伝え、他のニューロとの結合を一万個つくることができる。私たちがさまざまな経験をして、それに反応して脳が成長、変化するのにともない、新たなニューロンも既存のニューロンもこうした結合をどんどん増やすことができ、それは大人になっても続くことが今ではわかっている。私たちの思考はすべて、ニューロン同士をつなぐシナプスを介して伝わる化学的・電気的信号から生まれている。シナプスが増えるほど、私たちは脳の力を解き放つことができる。

こうした信号は同時並行的に、またそのときどきに構成を変えながら常に伝達されている。眠っているときですら例外ではなく、脳は休みなく新たな結合や細胞を生みだしながら回路を作っている。そのおかげで起きているあいだに経験したことを処理できるのだ。また脳が変化し、私たちがより成熟し、経験豊かになるにつれて、日々の出来事に対する反応は洗練されたものになっていく。時間が経つにつれて回路はより強く確立されたものになり、反復使用されるなかで自覚的あるいは無意識の習慣や行動パターンになっていく。神経可塑性《かそせい》とは、私たちは大人になってもこうしたパターンを変えたり、改善したりできることを意味する。

脳の誕生

　神経系が発達する最初の兆しは、子宮内で受精が起きてから約三週間後に表れる。胚細胞ができ、広がったり折りたたまれたりしながら神経管が形成される。やがてその一方の端が脳に、反対の端が脊髄になる。これはＤＮＡがつかさどる非常に複雑で繊細なプロセスで、それによって私たちがどんな人間として生まれてくるかが決まる。

　一人ひとりの小さな人間は、この世に生まれ落ちる瞬間から奇跡のような存在だ。またそれに続く最初の二年は、脳が急激に発達し、歩行や会話が可能になるすばらしい時期だ。赤ん坊の脳は誕生して最初の数週間は一日約一％ずつ成長する。最初の三カ月でおよそ六四％成長することになる（成人の脳の三分の一ぐらいから、半分以上になる）。

　首筋あたりに収まる小脳は、運動やバランスと大きくかかわっている。誕生直後に最も劇的に成長する領域で、生後三カ月で二倍以上になる。[1] アルコールが小脳への影響が大きいのは、酒に酔った人の動きを見るとよくわかる（ヨロヨロ歩いたり、転びそうなぎこちない動きをしたり、まるで幼児のようだ）。

　赤ん坊の脳の成長からは、私たちの脳が数千年のあいだにどのように進化してきたかをうかがい知ることができる。大脳皮質のひだの成長は均一ではなく、そこには人生初期に最も重要なことが反映されている。ひだは大きく左右二つの半球に分かれる（かつてはこの構造は、左右の半球の異なる働きを反映していると考えられていたが、それについては後で詳述する）。

大脳皮質の左右の半球は、四つの領域（葉《よう》）に明確に分かれている。

一　**前頭葉**　推論、将来の計画、問題解決、短期記憶の保持、および運動をコントロールする。
二　**後頭葉**　目から入ってくる情報を処理し、すでに脳に保管されている情報と結びつける。
三　**側頭葉**　耳、鼻、口から入ってくる知覚情報を扱う。さらに記憶保持ともかかわりがある。
四　**頭頂葉**　耳、鼻、触感からの知覚情報とかかわりがある。

全体としてみると脳には視覚中枢、聴覚中枢、言語中枢などがあるが、すべての機能が同時並行的に働くためには複雑なネットワークが必要であり、すべての機能が人によって異なり、また変化するため、脳内地図は指紋のように一人ひとり違っている。

連合野《や》は大脳皮質の一部だが、運動や知覚とはかかわっておらず、もっと複雑な外部世界からの知覚情報や知覚経験の処理を担う領域だ。連合野はそれぞれがネットワークであり、側頭連合野、頭頂連合野、後頭連合野、前頭連合野（前頭前皮質《ぜんひしつ》）として脳の全域に分散している。前頭連合野は大脳皮質および頭部の最も前方にあり、「論理」と「創造性」をつかさどる。これらの連合野が力を合わせて、脳や体に入ってくる膨大な情報を理解しているのだ。

人類の進化とともに大きくなってきた前頭前皮質は、目的を持つこと、外界への反応、リスクテイク、そして目標に向かって努力する能力、すなわち「高次の思考」や「実行機能」と呼ばれるものと結びついている。前頭前皮質が最適に機能していないと、注意散漫、健忘、脱抑制、不注意、情緒不安定になりがちだ。周囲の状況が変化しても、頭のなかで同じシナリオを繰り返し、それまでどおりの行動パターンに固執する。あなたも思い当たるふしはないだろうか。

頭のなかで異なる見方を比較検討し、新たな解決策や対応を生み出すというのは、脳が最適な状態にあるときに可能になる最も高次な機能の一つだ。連合野を使った「全脳思考」をすることで、誰でもその能力を身につけることができる。それは五感を統合し、抽象的思考をすることで、それまで見えなかったパターンを見ることにほかならない。脳の力が全開になると、さまざまな回路が横断的かつ全体的に機能し、新たな結合が生まれやすくなる。脳が自動運転モードのときにはシャットダウンされていた創造的思考があふれ出るようになる。

赤ん坊の脳のうち、当初勢いよく成長するのは、言語の発達と推論にかかわる領域だ（前頭葉と頭頂葉の一部）。目に入ったものを処理する視覚に関する領域（後頭葉）は生まれる時点でかなり発達しているので、赤ん坊は両親を認識し、絆を深めることができる(2)。信頼、愛情、辛抱強さといった、もう少しつかみどころのない能力は環境や人間関係に影響される。生まれたばかりの赤ん坊の生死にかかわる度合が低いため、その発達ははるかに長い期間にわたり、思春期に入っても続く。

脳内のさまざまな領域をつなぐ神経回路は、子供時代を通じて発達・強化されていく。最も急速に進むのは、歩行や言語能力を集中的に身につけていく生後一二〜二四カ月だ。思春期に入ると、大規模な神経回路の「剪定《せんてい》」が起こる。脳が不要になった回路を切り捨て、社会的相互作用、生存、生殖活動に必要となるライフスキルのための高度な回路に特化していくのだ。

脳と体を結ぶのが「脊髄」だ。知覚情報はそこを通って体から脳へ上がっていき、反対に運動情報は脳から体へと下がっていく。いわば双方向の情報ハイウェイだ。脊髄と大脳皮質の運動と知覚にかかわる領域は、第7章で詳しく見ていく「軽やかな脳のモデル」に登場する「フィジカリティ（身体感覚）」という重要な概念とかかわっている。フィジカリティとは体の発するメッセージに耳を傾け、脳と体の双方向のつながりをうまく生かしていく能力だ。

端っこにあるもの

脳のもっと奥深くに潜んでいるのが、こぶしほどの大きさの「大脳辺縁系《へんえんけい》」だ。脳のなかで最も古い、感情的、本能的領域であり、無意識の習慣や行動パターンはここに保持されている。脳の力を最大限引き出すためには、この部分をきちんと活用することが非常に重要だ。行動、感情、動機づけ、長期記憶の生成と関連する大脳辺縁系の主な構成要素は「小脳扁桃体《へんとうたい》」「視床下部《ししょうかぶ》」「視床」「大脳基底核《きていかく》」である（英語名「limbic system」はラテン語の境界、端っこを表す言葉から来ている）。

大脳辺縁系については、まだ議論が続いている。というのも神経科学の進歩にともない、何度もその境界が見直されてきたためだ。辺縁系が感情と密接なかかわりがあるのは事実だが、脳は一つの統合体であり、感情はその全体を流れると考えるべきだ。これから見ていくとおり、感情をコントロールすることは「力の源泉」を解き放つカギとなる。論理や分析ばかりが重視され、感情や直観の力が脇に追いやられがちな今日の世界ではなおさらだ。意思決定や成功を「測る」うえで、私たちはあまりにも論理に偏りすぎている。そのために本当の願望やニーズが犠牲になることも多い。大脳辺縁系の物理的境界をめぐって議論が続いているように、論理重視の傾向についても問い直す必要がある。感情や脳全体としっかり向き合うことのほうが、論理をはじめ物質的成功の尺度とされる能力に秀でることよりはるかに重要だ。本書を読み終えるころには、そう納得していただけるだろう。

大脳辺縁系は大脳皮質から入ってくる情報を処理し、アウトプットの大部分を前頭前皮質と視床下部へ送る。つまりパターン認識というかたちで今置かれた状況を解釈し、「理解」し、感情的、論理的、直観的データを統合して適切な対応を選択できるようにする、重要な中継拠点の役割を果たしている。そこには「赤ちゃんが泣いているな、お腹が空いているのだろう」といったシンプルな推論から、「このどうにも拭い去れない疑念は、彼との関係を終わらせるべきサインかも」という高度な判断までが含まれる。

小脳扁桃体（左右の半球に一つずつある）は神経細胞の塊《かたまり》で、情動反応をつかさどる。とりわけ恐れや不安といった否定的感情にまつわるものだ。またあらゆるトリガーに対して行動意義を付与し、反応パターンを生成する。長期記憶は遠く離れた大脳皮質に保管されているが、海馬のニューロンは順応性が高く、新たな成長の余地が大きい。これは短期記憶や気分にとって重要なことだ。

脳の奥にある視床下部は、目の網膜からの情報やホルモンレベル、血中の塩分濃度、体温などの情報を受け取る。その最も重要な機能の一つは、松果体《しょうかたい》を通じて神経系とホルモン系を結びつけ、脳と体のつながりを強めることだ。視床下部は体に情報を送りだし、体内時計としてメラトニンを分泌する松果体とともに、睡眠と覚醒のサイクルのコントロールにかかわっている。おもしろいことに、一七世紀の有名な哲学者であり科学者であったデカルトは、松果体を「魂のありか」と見ていた。その後、デカルトの理論の大部分は否定されたが、依然として松果体はヒンズー教と道教の「第三の目」(心の目、あるいは内なる目)に相当すると考える人は多い。第三の目とは無意識を指し、私たちを本能と結びつけるものとされ、ヨガ、瞑想、気功などで心身を鍛えることで力を増すとされる。

そして最後に大脳辺縁系の大脳基底核は、脳幹にある細胞のネットワークで、かつては主に随意運動に関係すると思われていた(パーキンソン病やハンチントン病などの神経変性疾患の患者はこの部分に変性が見られる)。ただ今では意欲や(心理的、身体的)行動のレベルに関しても重要な役割を果たすことがわかっている。大脳基底核の細胞の働きをうまく生かし、成果につながる行動を維持したり、無気力や不活発の状態に陥らないようにすること(意欲的な状態を保つこと)は、「力の源泉」を解き放つためのもう一つの重要な要素である。そうすれば体を鍛えるためのジム通いや、キャリアアップのための勉強を継続することができる。

脳内の化学物質

体と脳が調和し、健全な状態で機能するためには、脳内の化学物質のバランスが保たれていることが必要だ。バランスが崩れると、行動や感情に重大な影響が生じることもある。極端なケースでは、ドーパミンのバランスが崩れれば統合失調症に、またセロトニンのバランスが崩れれば鬱病や双極性《そうきょくせい》疾患につながる。

神経伝達物質はニューロンの「根っこ」部分に見られる化学物質で、次の目的地となるニューロンに電気的メッセージを届けたり、脳内の回路を形成する。脳内には複数の種類の神経伝達物質が存在するが、脳にとって最も重要なのは行動に関連する物質だ。快楽と報酬（および運動）との関連が最も高い化学物質といえばドーパミンだ。チョコレートやワインが欲しくなったり、誰かと恋に落ちたくなったりする一因である。ただ残念ながら、ドラッグ中毒や買い物中毒、食べ過ぎの「ハイ」の状態をもたらすのもこの物質である。セロトニンは「幸せホルモン」として知られ、気分や不安のバランスとかかわりが深い。オキシトシンは出産時の子宮の収縮、母乳の分泌、抱擁、愛情、信頼、絆の形成を引き起こす。エンドルフィンも有名で、非常に興奮したときなどに分泌される。「エンドルフィン・ラッシュ」という言葉もあるほどだ。競争で勝つ、最高のセックスなど原因はさまざまだが、エンドルフィン・ラッシュは運動、ストレス、恐れ、痛みなどを感じたときの反応で、脳が私たちを落ち着かせ、痛みの感覚を抑えようとすることで分泌される。

こうした神経伝達物質の分泌量と、それが引き起こす気分、感情、衝動の相関性は否定しがたい。だからこうした物質の分泌量や質や流量に振りまわされるのではなく、モノの考え方や体調管理を改善することで、自らの生理機能をコントロールする能力を取り戻さなければならない。脳を味方につければ、豊かさマインドセットでモノを考え、幸福を感じられるまで笑顔を絶やさず、気分を良くするために運動をし、欲求充足を先延ばしすることを覚え、不安を和らげるために瞑想する方法を身につけることができる。

脳の力を最大限活用するうえで大切なのは、さまざまな神経伝達物質用の脳内回路のバランスを維持しつつ活性化すること、そして常に情報のフィードバックを意識しながら物質の分泌量やその回路のアウトプットを調整することだ。そうすれば目標を立てて追求したり、（論理的思考だけでなく感情的思考も含めた）自らのさまざまな思考を踏まえて結論を導き出したり、リスクを判断したり、といったことが可能になる。この理想ともいえるバランスのとれた生き生きした状態にあるとき、私たちは冷静であると同時にさまざまなアイデアに満ちあふれ、意欲的であると同時に内省的でいられるようになる。成長と調和のための最適な素材とコンディションが整っているわけだ。

軽やかな脳に関する第3部と、脳の力を最大限引き出すための四ステップを紹介する第4部では、論理と感情のバランスを保つことを重要な目標とする。この二つの重要な回路は拮抗すると同時に、表裏一体《ひょうりいったい》の関係にある。私たちの意思決定はすべて感情の影響を受けるが、大脳辺縁系の感情的衝動をコントロールするのは前頭前皮質の合理的思考である。第3部で詳述するが、論理と感情は完全なバランスにおける陰と陽であり、軽やかな脳を構成する二つの極である。しかしストレスを感じているとき、意思決定は非合理で不安定なものになり、二つの極のあいだを揺れ動いたり、どちらかに極端に偏ったりしてバランスを崩す。感情を一切排除してすべてを合理的に考えようとしたり、反対に事実と対峙することができず極端な感情に流されたりする。

セルフケア

現代社会で生きていると、どうしても脳に負荷がかかり、ストレスを受ける。だから脳がしかるべき対象に集中し、最大の効果を発揮できるように、私たちがサポートしなければならない。ライフスタイル（食生活、睡眠時間、運動量）を変えることが大きな変化につながるのはこのためだ。

私たちはともすれば、脳が自らの役割を果たすのに必要な条件はそろっており、放っておけばいいと思いがちだ。たとえば自家用車なら、そんないい加減な扱いはしない。定期メンテナンスを受け、何か問題がありそうなら、検査に持ち込む。それなのになぜ脳については、自分が疲労困憊《ひろうこんぱい》し、食生活が荒れ、まともな休みもなくストレスの多い仕事をしていても、最高性能を発揮しつづけると思うのか。あるいは日がな一日ぼんやりしていても、何も問題はないと思うのか。

これから脳のすばらしさと、私たちの未来を形づくる力を見ていく前に、まずは簡単に脳の基本的ケアをすべき理由とその方法について説明しておきたい。

休息

一般的な成人にとって最適な睡眠時間は、一日七～八時間だ（一八人の主要な睡眠科学者の勧告に基づき、全米睡眠財団が最近まとめた報告による）。九八〜九九％の人は、睡眠がそれを下回る状態を続けることはできない[3]。適正値を満たせない状態が続くと、脳の機能を示すさまざまな指標に影響が出てくる。長期間にわたる睡眠不足は、アルツハイマー病から肥満、糖尿病まで、さまざまなリスクの上昇につながる。睡眠不足が痴呆にかかわるのは、リンパ系システム（グリンパティックシステム）と呼ばれる脳内の浄化装置が有害物質を除去するには七〜八時間はかかるためだ。有害物質が蓄積するのはストレスやアルコールなどの酸化プロセスのためであり、それは痴呆の徴候につながる可能性がある。痴呆は睡眠不足が脳に及ぼす長期的影響だが、短期的にもダメージはきわめて大きい。睡眠不足は脳の働きを大きく阻害するので、脳の力を最大限生かそうと本気で思うのなら看過できない要素だ。徹夜がＩＱに影響することは、実証されている[4]。

睡眠不足は脳の反応度ともかかわっている。これは脳の反応が、論理的な前頭前皮質ではなく、もっと原始的な部分によって引き起こされることを示唆している。十分な休息をとった後の脳は睡眠不足の脳と比べて、質の高い判断ができ、刺激に対する反応が速く、記憶を思い出すのも速い。しっかり寝た後は、感情や気分をコントロールするのも容易になる。

ユーチューブには、「ヨガ・ニードラ」「サイキック・スリープ」などと呼ばれる、睡眠前に適した瞑想の動画が多数投稿されている。南カリフォルニア大学とカリフォルニア大学による研究では、実験に参加した不眠症患者の五八％で、定期的な瞑想によって睡眠の質に大幅な改善が見られた。実験終了時点では、九一％が睡眠薬の服用をやめたり、減らしたりすることができた[5]。

次のような方法によって、睡眠の質を改善しよう。

・毎晩必ず七～九時間の睡眠をとる。
・就寝前に緊張を緩めるためのルーティーンをつくり、就寝前一時間はスクリーンを見ない。
・就寝前の瞑想あるいはビジュアリゼーションによって、眠りに落ちやすくする。

燃料

人間の脳の重量は体重のわずか二％であるにもかかわらず、摂取したエネルギーの二五～三〇％を消費し、また後のために燃料を保管しておくこともできない。研究では、空腹は意思決定に重大な影響を及ぼすことが明らかになっている。人生を左右する大きな決断から小さなものまで変わりはない。たとえば裁判官は、まだ元気でお腹もすいていない午前中、あるいは昼食の直後のほうが仮釈放を与える傾向が高い。イスラエルの裁判官たちによる一〇〇〇件の判決を調べた研究では、食後から三件めまでに審議の対象となった囚人は、次の食事前の最後の三件となった囚人より、釈放される確率が六倍高かった(6)。

タンパク質をたっぷり、そして全粒《ぜんりゅう》の穀物（細胞の材料となる必須アミノ酸をすべて含んでいる）、「良質の」脂質（ココナッツオイル、脂肪分の多い魚、アボカドなど）、ビタミンとミネラルを豊富に含む野菜といった健康的でバランスのとれた食生活は、脳にすばらしい影響を及ぼす。反対に、加工度の高い食品（菓子、ビスケット、インスタント食品）や糖分、飽和脂肪（特にトランス脂肪）を過剰に摂取すると、痴呆やさまざまな気分障害のリスクが高まるなど、脳に悪影響を及ぼす可能性がある。

栄養素が脳に及ぼす影響について理解が深まるほど、脳の機能を高めるうえで食生活がいかに重要かわかる。脳の力を活性化するために、次の事柄を実践しよう。

・ほぼ毎日、茶さじ一杯分のココナッツオイルを摂取する。
・加工食品を減らし、鮭やアボカドを食べる。
・砂糖を含む菓子を減らし、代わりに木の実や種を食べる。
・ほうれん草やブロッコリーなど、緑黄色野菜の摂取量を増やす。

向知性薬について

向知性薬とは脳の認知力を高める薬で、別名「スマートドラッグ」などと呼ばれる。昔から学生やビジネスマンは勉強や仕事を長時間頑張るため、おびただしい量のカフェインを摂取してきた。今日では同じ目的のため、注意欠陥障害（ADD）や痴呆症やナルコレプシー

（睡眠発作）の治療に使われる薬を使う人がいる。ただ、このような薬は目を覚ます効果はあるが、認知力を高めるというエビデンスはほとんどない。神経科学の教授である私の友人はこう話す。「バイアグラのようなものだ。その場はしのげるかもしれないが、それによって夫婦関係そのものが改善するわけではない」。スマートドラッグによって、あなたの脳が「改善」するわけではないのだ。

水分をとる

脳の七八％近くは水が占めると聞くと、十分な水分補給が脳の働きと直結するというのも納得できるだろう。体内の水分が一〜三％失われると、集中、注意力、記憶にマイナスの影響が出ることもある。子供が学校に行く際には必ず水筒を持たせ、大人も水筒を持参することを強くお薦めする。

水は関節を滑らかにしたり、栄養素や酸素を細胞に運んだりと、体内でさまざまな重要な機能を担っている。十分に水分を摂取しないと、身体は基本的機能を実行できなくなる。最初に影響が出るのは注意力と記憶だ。いずれも脳が生存に不可欠な機能ではないと判断するためだが、現代社会において両者は必須の機能である。二〇一五年のある研究では、集中力や反射という面では、脱水はアルコールを法定基準ぎりぎりまで摂取したのと同じぐらい影響が大きいことが明らかになった[7]。この研究では、水を一時間に一口（二五ミリリットル）しか飲まなかった運転手は、きちんと水分を取った人の二倍のミスを犯していた。これほどミスが多いのは、血中アルコール濃度が〇・〇八％（現在の酒気帯び基準）の人と同じである。二〇一三年に二つの大学が実施した研究では、知的作業の前に水を約五〇〇CC飲んだ人は、飲まなかった人と比べて反応時間が一四％速かった。[8] 参考までに、一日あたりの適正な水分摂取量は、体重一五キログラムあたり〇・五リットルである。

喉が渇いている、あるいは唇が渇いているというときには、すでに水分損失率が三％を超えている。車に冷却水を十分入れずに運転するようなもので、水分不足の状況では脳は必要な化学的・電気的メッセージを送れなくなる。

次の点に気をつけよう。

・ふだんの水分摂取を振り返ってみよう。喉が渇いているなら、すでに水分不足だ。頻繁に水を飲み、喉が渇かないようにしよう。
・再利用な可能な水筒を買い（BPA不使用のもの）、常に水分を取れるようにしておく。
・カフェイン入りの飲み物の代わりに水やハーブティを飲む（特に日中コーヒーや紅茶を良く飲む場合）。
・キュウリやメロンなど、水分を多く含む食品の摂取を増やす。

酸素を取り込む

運動をすると心身が活性化し、呼吸が深くなり、それによって体中の細胞に酸素が行き渡るようになる。それだけでなく神経可塑性そのものが向上することも明らかになってきた。神経科学者が「環境強化」と呼ぶものの一つで、運動すると神経回路に送り出される細胞の生存と統合にプラスの影響が出ることが研究で明らかになっている。酸素供給量が増え、古いニューロンを代替《だいたい》・補強する新たなニューロンが常に「いつでも動ける状態」になるからだ[9]。

定期的に運動すると、脳の健康にさまざまなメリットがある。一一件の研究の成果を総合したところ、定期的な運動によって痴呆のリスクは三〇％低下する可能性があることがわかった[10]。脳の敏捷性《びんしょうせい》も高まる。運動習慣がある人は、感情制御や柔軟な思考といった高次脳機能が優れており、異なる作業への切り替えも迅速にできた[11]。

学術誌《ニューロサイエンス・レターズ》に掲載されたテキサス大学の研究者による研究は、負荷の高い運動がＢＤＮＦ（脳由来神経栄養因子）と呼ばれるタンパク質に与える影響、すなわち神経細胞の成長に与える影響を調べている[12]。ＢＤＮＦは脳細胞の生存と修復、気分のコントロール、学習や記憶などの認知機能とかかわりがある。ＢＤＮＦの数値が低いことは、鬱、双極性障害、統合失調症などさまざまな精神疾患と関連があるとされる。テキサス大学の研究では、高負荷の運動をした成人すべてに、ＢＤＮＦ値の上昇と認知機能の改善が見られた。一方、運動中の気分についてはどうか。信じられないかもしれないが、楽しみながら運動していると、義務感から運動しているときよりもＢ

DNFの分泌量が増える。脳の活動においては、意思が重要な役割を果たすようだ。何かをやりたいという気持ちは楽観主義や豊かさマインドセットの特徴であり、それが行動の効果を高めるのだ。

ウォーキングなどの有酸素運動は、脳のなかで記憶、学習、感情のコントロールと関連する海馬に変化を生み出すことが示されている。[13] 海馬の可塑性の向上とBDNFによる新たな細胞の成長、そして有酸素運動中に海馬に酸素を供給する血管の増加は、海馬の容量増加につながる。また長い目で見ると、脳細胞の自然な退化も防ぐ。キビキビと歩くだけで、脳の機能を維持し、将来にわたって守っていくのに役立つのだ。

卓球などさまざまな要素の協調を必要とし、社会性もある運動を始めてみるのはどうだろう。協調と社会性が組み合わさると、大脳皮質のなかで社会的、感情的幸福と関連する部分の厚みが増すことがわかっている。[14] ダンスのような、筋肉を鍛えつつ変化や協調を必要とする運動も脳に有益だ。心身を鍛えるスポーツとして私のお気に入りはボクシングだ。カーディオ・エクササイズと筋肉調整の要素があり、しかも私自身が試したさまざまな運動やマインドフルネスのなかでストレス解消に一番効果があった。

最後に、ますます大気汚染のひどくなる都市部に住んでいる人々は、空気の質の健康への悪影響を敢えて口にしないが、これは近い将来大きな社会問題となるだろう。自分ではコントロールできないことなので、その影響は無視したくなる。しかし空気の汚い場所で運動すると、空気のきれいなところで運動するのはもちろん、まったく運動しないときよりもBDNFの分泌は減少する。運動すると呼吸は深くなる。しかもそれが交通量の多い道沿いであれば、有害な微粒子をたっぷり含んだ非常に汚い空気を胸いっぱい吸い込むことになる。ロンドン中心部の交通量の多い道路で空気の質を調査した結果、歩行者も車を運転する人も一分間にタバコ四本を吸うのと同じ量の窒素酸化物を吸い込むことがわかった。つまり新たな細胞の成長や結合を助長するどころか、阻害する可能性もあるのだ。[15]

運動をするときには、以下の点を心に留めておこう。

・定期的に運動の時間を確保する（一回あたり三〇分、最低週三回）。あなたが楽しいと思えることをしよう。それをスケジュールに書き込み、さぼらないようにする。テニス、ダンス、水泳などなんでもいい。

・可能なかぎり交通量の多い道路や歩道での運動は避ける。大気汚染によってＢＤＮＦの分泌量が減り、運動による脳への効果が帳消しになる。

・トレーニングのペースに変化をつける。短時間激しい運動をしたら、少し長いリカバリー・インターバルを挟む、という具合に。同じペースで持久性運動をするより、脳とＢＤＮＦの分泌には効果がある。

環境をすっきりさせる

物理的環境は、気分、思考、ストレスレベルを良好に保つうえで重要な役割を果たす。あなたが多くの時間を過ごす場所の状況を振り返り、それが脳の働きにどのような影響を及ぼすか考えてみよう。次の質問に答えてみよう。

・職場ではクリエイティブになれるだろうか。集中できるだろうか。
・そこでは明瞭な思考ができるだろうか。
・自宅は穏やかで、心地よい場所だろうか。

一つでも答えがノーなら、改善するために具体的に何ができるか考えなければならない。部屋を好みの色調に変えたりアロマを焚いたり、壁や棚に元気が出るような絵や置物を飾ってもいい。

自宅の環境を五感にとって心地よいものにすると、穏やかさと安心感を持てるようになる。ストレスや悩み事から回復する場所だ。睡眠時間ほどではないものの、こうした要因が活力、意欲、自己イメージに及ぼす影響は大きい。周囲を整理整頓しておくと、自分が状況をコントロールできているという気持ちになる。とはいえ「散らかっている」という感じ方は、人それぞれだ（私の親友は床に衣服が散乱していてもまるで気にならないが、私は洋服の整理にかけては病的なほどこだわりが強い）。自分の許容度を知り、自分にとって健全な状態を維持することで、どこを見ても脳が不快に感じるような散らかった状態が目に入らないスペースをつくることができる。同じことがあなたの職場、職場の机、コンピュータのデスクトップについても言える。

次のうちどれか一つ、できればすべて試してみよう。絶対にやるだけの価値はある。すぐに効果が実感できるはずだ。

・散らかった自宅の大掃除をする。
・仕事場の模様替えをする。バラバラの書類や雑誌類をしまい、コンピュータのデスクトップは整理し、元気の出るようなアート作品を置こう。
・スマートフォンから集中の妨げとなるようなアプリを削除し、テクノロジーとの付き合い方を改善するための方法を考える。

これで改善が必要な分野ははっきりした。ノートの最終ページに「やることリスト」を作成しよう。しっかり睡眠や食事をとり、たっぷり水を飲み、頻繁に運動し、環境を整えるなど、脳をサポートするために必要なことをすべて実行するため、これから変えるべき点を列挙していくのだ。

ここに挙げたライフスタイル要因はすべて神経可塑性と脳の回路に影響を及ぼす。行動は（良いものも悪いものも含めて）習慣化するためだ。睡眠、栄養たっぷりの食事、水分補給、運動やマインドフルネスによる心身の強化を意識し、脳と体を尊重するほど、私たちはポジティブなエネルギーで満たされ、心身の調和を保つのが容易になる。

次章では、脳がどれほど柔軟で、どれほどポジティブになれるかを見ていく。重要なのは脳そのものを健康にするだけでなく、私たちの生き方そのものを根本的に変えることだ。

第4章

適応力のある脳

脳の回路をどう作り直すか

「21 世紀の『無学』とは、読み書きのできない者ではない。知識を学び、それを捨て、再び学び直すことのできない者である」

——アルビン・トフラー

四年前、私はもうすぐ老眼鏡が必要になる、と言われた。たしかに文字をはっきり見るために、本やスマホを遠目に持つようになり、ネックレスの留め金に苦労するようになっていた。ただ神経可塑性、つまり脳には適応し変化する能力があることを知っていたため、老眼は「避けられない」、老眼鏡に抗うのは「無意味だ」という眼科医の見方に抵抗したくなった。

老眼の進む自分の目を使って神経可塑性の実験をしたい、と私は説明した。老眼を遅らせたり、変化を防ぐことが可能なのか見きわめたい、と。医師は困った顔をして、老眼鏡を使わなければ頭痛や疲れ目に悩まされると思う、と言った。

私がこの「実験」を思い立ったのは、老化への心理的プライミングの影響について読んだことがあったためだ。「心理的プライミング」とは、老化に関するマインドセットが身体に与える影響、つまり老化についての考え方が身体能力にどう影響するかだ。ある研究では高齢者の生活環境が、老化にともなう身体的・精神的衰えに及ぼす影響を調べた（研究が当初行なわれたのは一九七九年だが、そのときはピアレビューの求められる学術誌に掲載されなかった。ただ結果はエレン・ランガーの著書『ハーバード大学教授が語る「老い」に負けない生き方』で紹介された）[1]。一九七九年に行なわれたこの実験では、八〇歳代の被験者たちを二〇年前の生活環境を再現した実物大セットのなかで暮らさせた。「昔風」の家具に囲まれ、一九五〇年代のラジオ番組を聴く。身のまわりにはほかにも当時を思い出させるきっかけがたくさんあった。この「昔」の環境で暮らしはじめてわずか一週間後には、高齢者たちの記憶、視力、聴力、さらには身体の強さまでが改善を見せた。セットは年老いて敏捷性の衰えた体にやさしいつくりにはなっていなかったが（二〇年前に歩行補助具を使っていなかった人には用意されず、老眼鏡は没収された）、それにもかかわらずこうした被験者たちの弱っていた身体機能は全体として改善した。過去二〇年のあいだに頼るようになっていたさまざまな器具の助けを借りずに生活しなければならなくなったことに加えて、六〇歳代のときの記憶がよみがえったことに、脳はすばやく対応した。翌週には同じセットで対照群が生活した。対照群は若い頃の生活を再現することなく、ただ当時の思い出を語っただけだった。彼らの身体機能も改善したが、実験群ほどではなかった。

　両群には決定的違いがいくつかあった。実験群は一九五九年当時の自分について、現在形で紹介文を書いた。またセットに入居する前に、その頃の自分の写真を送り、他の参加者と共有した。写真は額に入れられ、セットに展示されていた。対照群は過去の思い出を語っただけで、（セットは一九五九年の環境を再現していたものの）一九五九年と七九年の違いに重点が置かれた。彼らは一九五九年の自己紹介文を過去形で書き、当時の写真ではなく現在の写真が共有された。

実験群では身体の柔軟性と器用さに大きな改善が見られた。また知能テストでは対照群の改善率が四四％であったのに対し、実験群では六六％だった。第三者に実験群の人たちの実験前と後の写真を見比べてもらったところ、後のほうが若くみえるという回答が多かった。この実験は《ザ・ヤング・ワンズ》と題したBBCのテレビ番組で、高齢の有名人を起用して再現され、同じような好ましい結果が出た。ぜひ、覚えておこう。実年齢は絶対的なものではない！

進行する老眼に「白旗」をあげずに抵抗することで、私も同じような効果を得られるのではないか。そこで本やスマホを目から遠ざけたり、老眼鏡を使う代わりに、少し文字を読むのが難しい距離に本やスマホを保つことにした。幸い、この試みは成功した。頭痛に悩まされることもなく、最初は読まなければならない文字を意識的に努力して以前と同じ距離に保っていたが、今ではすっかり慣れてしまった。このやり方を取り入れてから四年経つが、視力は悪くならなかっただけでなく、むしろ少し改善した。これには非常に勇気づけられ、自信が持てた。あなたもぜひ試してほしい。

私のささやかな実験からもわかるとおり、高齢化による「避けられない衰え」とされるもののなかには、意識的努力と意思の力によって回避したり遅らせたりすることができるものもある。私が老眼鏡を使い始めていたら、目の筋肉はそれに慣れ、脳の視覚に関する回路はその変化にすぐに適応していたはずだ。脳に適応力があるので、一見不可避に思えるさまざまな変化を元に戻すことができるのだ。

老化の徴候、そして知的あるいは身体的機能の衰えを仕方がないものとして受け入れると、それは自己実現的予言になりかねない。これは脳に「省エネ」志向があるためだ。すでに述べたとおり脳は体内のエネルギー消費の二五～三〇％を占めるので、可能なかぎりデフォルト回路を使うのが一番効率的（容易）だ。この知識を逆手にとれば、脳がデフォルト回路を使わないように仕向けることができる。ただ現実にはこの方法は万能ではない。少なくともこれまではまだ白髪が生えないようにした、あるいは白髪の進行を遅らせたという人にはお目にかかったことがない。

新しいあなたへの回路

意識的努力と脳を最高の健康状態に保つことによって、新しい思考法を習得することができる。それは脳の高次の「実行」機能（複雑な意思決定、問題解決、計画、内省など）を強化し、原始的脳の「闘争か逃走か」反応を制御することで可能になる。

（脳の新しい回路や回路の修正によって）新しい習慣を身につけるのにどれくらいかかるのか、という質問をよく受ける。当然ながら、その答えは新しい習慣がどれほど複雑なものかによって変わる。たとえばスポーツジムでの新しいトレーニングメニューを習得するより、ＥＱ（感情の知能指数）を伸ばすほうがずっと時間がかかる。しかし脳に可塑性《かそせい》があるということは、真剣に努力すれば必ず変化は起きることを意味する。この神経可塑性の原理（脳の無意識的および意識的領域に新たな回路をつくる能力）は、私のコーチングの根幹であり、習慣や思考を根本的かつ恒久的に変えるうえでカギとなるものだ。

あまり複雑に考える必要はない。私たちの身のまわりには、神経可塑性の例があふれている。私がマサチューセッツ工科大学（ＭＩＴ）で一緒に教壇に立つリーダーシップの専門家が、ＭＩＴでの最新の神経科学の研究成果を調べたことがある。そこで神経科学の教授に会ったところ、「先週火曜日のランチは、何を食べた？」と聞かれたという。私の知人は真剣に考え、答えを伝えたところ、教授は「それが神経可塑性さ！　君はたった今、その特定の記憶を思い出すことによって、記憶とのつながりを強めたんだ」と説明したという。たいしたことには思えないかもしれないが、何か考えたり、思い出したりするたびに脳内の結合が強化されることを示すシンプルな例だ。

今すぐ、あなたも試してみよう。特定の日のことを思い出してほしい。たとえば先週の金曜日、あるいはあなたにとって重要な誕生日など、もっと前の記念すべき一日でもいい。その日起きたことを順番に思い浮かべてみよう。どんなことがあったのか。あなたはどこにいたのか。一緒にいたのは誰か。どんな気分だったのか。幸福な日、あるいはつらい記憶だろうか。思い出すことによって、脳の奥深くにある海馬《かいば》の記憶領域にあるニューロンのあいだの結合が活性化される。記憶を再生するほど、またその記憶に関連する感情が強いものであるほど、結合は強くなる。結合は反復と感情の強さで決まり、容易に意識の前面に浮上してくるお気に入りの記憶、あるいは消し去りたいのによくよく考えてしまうために強化される不快な記憶となる。いずれにせよ、良きにつけ悪しきにつけ「一緒に活性化するニューロン同士はつながる」と覚えておこう。

本書で紹介する、思考を広げ、人生を輝かせるためのエクササイズの第一歩は、脳は絶えず変化する柔軟なものであり、真剣に努力すればその回路を再構築できると理解することだ。「私はそういう人間だから」という言葉を聞くと（なぜ身動きが取れないのか、なぜちっぽけな目標しか掲げないのかと聞くと、よくこういう返事が返ってくる）、私は必ず反論する。神経可塑性とは何か、とりわけそれがあなたにとって何を意味するかをしっかり理解することは、とても重要だ。あなた自身が納得しなければならない。

力を取り戻す

脳の働きをどんなふうに変えたいかと考えたとき、最初に頭に浮かぶことはなんだろう。信頼感、豊かさ、柔軟性など、これまでとまったく違うパラダイムに基づいて生きるようになったら、人生はどうなるだろう。もっと幸せで、健康になり、他者との関係も良くなるのではないか。あなたの人生において、脳がネガティブな習慣や回路を構築してしまった分野はどこだろう。40～42ページのリストを眺め、一番当てはまるものを選んでもいい。

このように考えると、わかりやすいかもしれない。コンピュータでいえば、脳はキーボード、モニター、ドライブなど形のあるハードウエアだ。一方、思考はそのコンピュータ上で動く、形のないソフトウエアだ。このたとえで言うと、あなた自身は机の上にじっと座ったままのコンピュータではない。ソフトウエアをアップデートしてデータ（さまざまな考え）を変更するコード開発者であり、ハードウエア（ニューロン）が最高の性能を発揮できるように微調整する裏方の技術者である。またコンピュータへの電源供給をコントロールするのも、あなただ。何を食べ、何を飲むか、いつ、どのように運動や瞑想をするか、誰とつきあい、どのように生活するかを選択することで、エネルギーレベルは変化する。ニューロンの結合を生みだし、維持し、破壊する力を持ったあなたは、脳の設計者であり、建築家であり、管理者である。それが神経可塑性を生かすということだ。

自分にそんな力があるのかわからないという人は、神経可塑性に関する科学的研究を参考にしてほしい。神経可塑性を一番良いかたちで生かせば、セルフ・エンパワーメント（自分に力を与えること）につながる。神経可塑性があるからこそ、どれほど根深いネガティブな行動や思考パターンでも努力によって克服できる。中毒性あるいは破滅的な習慣、他者との関係のパターンも例外ではない。私は脳卒中や脳腫瘍の後遺症、薬物やアルコール中毒、摂食障害などから多くの人々が回復する様子を見てきた。同じように離婚、失恋、死別、解雇、配置転換、まったく畑違いの分野への転職といった、私たちが日々の生活で直面するさまざまな試練から立ち直る人々も見てきた。

また神経可塑性があるからこそ、他者を許すことができる。過去に受けた打撃や傷を水に流すのは、脳の変化のなかでも最も難しいものだ。しかし、ほかならぬこの回路によって恥の意識、不信感、他者を許せない気持ちが生まれ、身動きができなくなっていることが多い。脳は私たちが経験するさまざまな出来事、感情、出会いに応じて、たえず変化し、改善し、学習している。私たちはそれを踏まえ、脳が受ける刺激やそれへの反応を管理していかなければならない。過去の傷を上書きし、今の状況を整理するというのは、いますぐにできることだ。

　脳にはすばらしい適応力、再生力がある。悪しき思考パターンや行動パターンに陥っていると感じたときには、それを思い出してほしい。きわめて「本能的」と思われる習性も、改めることはできる。脳の主要な回路は、大人になっても状況に応じて変化する。一九五〇年代から八〇年代に物議を醸《かも》した、「シルバースプリング」事件というものがある。実験に使われたサルの扱いが問題視され、それが動物愛護団体PETAの設立につながり、激しい抗議運動に発展したことですっかり有名になった。この実験ではサルの腕の求心路（腕の刺激を脳に伝える中枢神経系）を遮断し、利き腕を固定した。すると反対の腕を支配する脳の領域がすぐに発達し、餌を食べたりグルーミングをしたりといった日常行動に反対の腕を使うようになった[2]。サルたちの脳内で相当な「脳内地図の書き換え」が起こったのは明らかで、これは神経科学の発達における画期的成果だった。それまでの常識に反し、霊長類の成体でも環境変化に対応して脳の変化が起こることが証明されたのだ。その後まもなく、人間の大人の脳でも同じような変化が起こることが証明された。

　シルバースプリングの実験を指揮した心理学者、エドワード・タープはこの神経可塑性の理解に基づき、「CI（拘束運動）療法」と呼ばれる脳卒中患者のリハビリ方法を考案した。CI療法によって、何年も麻痺していた手足が再び使えるようになった患者も多い。脳には一見、どうにもならないような壁（麻痺など）さえ克服する力があると知れば、とほうもない可能性が拓《ひら》けてくる。私は誰かを励ますとき、よくこの例を挙げる。「ほらね、私たちには努力と粘り強さによって脳を、そして自分自身を劇的に変える力があるのよ」と。

一九九〇年代以降、神経可塑性の研究は爆発的に増加した。脳スキャンによって、楽器を演奏すると神経可塑性が大幅に向上し、脳全域で新たな結合が増えることが明らかになると、何百万人もの「タイガーマザー」（訳注　エイミー・チュア著のアメリカベストセラーから生まれた、超スパルタな教育を旨とする母親のこと）が反応した。(3) 音楽家の脳ではさまざまな領域において、ニューロンの密度が一般人よりはるかに高い。ニューロンの増加が特定の領域に偏っていることもある。たとえばバイオリニストの脳スキャンでは、左手（弦を抑える指）と関連する脳の領域の密度が一般人よりはるかに高いことが示された。ただ脳の他の領域にも変化が見られ、楽器を演奏することによって記憶処理が良くなる、問題解決スキルが高まるといった、練習内容そのものと直接関係のない全体的な恩恵が生じることもわかっている。

幼少期から二カ国語を併用することにも同じような脳全域に及ぶ効果があり、どちらにおいても神経的な「バタフライ効果」が生じていることを示唆している。ある神経回路に起きた変化が、他の領域にも波及していくのだ。神経可塑性を誘発する活動には、複雑で多様なプラス効果がある。

シルバースプリングのサルや脳卒中患者のリハビリの例からもわかるように、神経可塑性は機能の補塡《ほてん》も可能にする。生まれつき耳の聞こえない人の脳の神経画像スキャンを見ると、通常は聴力と関係する領域が視力の処理に使われている。[4] 脳のどちらかの半球、あるいは小脳など主要な領域を失った人々のケースも記録されているが、そのすべてにおいて脳は多様な、そして予想外の補塡方法を編み出している。たとえば失われた左脳の機能の多くを右脳が肩代わりしたり、失われた領域の機能を別の領域が果たしたり、といった具合に。こうした事例は、脳の神秘やそれに対する私たちの無知を浮き彫りにするだけでなく、脳のすばらしい可塑性やレジリエンスを示している。それに比べれば私たちが起こそうとしている脳の変化などちっぽけなもので、十分可能な気がしてくる。

神経可塑性のメカニズム

神経科学の観点から言うと、神経可塑性のプロセスには三種類ある。学習、完成、再教育だ。

学習

神経可塑性の最もわかりやすい形態で、シナプス結合とかかわっている。シナプスの数を増やすことで、既存のニューロンのあいだのつながりを強めていく（115ページを参照）。この学習というプロセスは、「Bプラス」レベルのスキルで起こる。つまり十分な時間と労力をかければ、上達する可能性があることがわかっている分野で、たとえば学校で習ってから一度も使っていなかったスペイン語の勉強を始めるといったことだ。レッスンを受け、できるだけ練習を積み、スペインでの休暇を計画したりする。学習モードではネイティブほど上手にはなれないが、会話はでき、旅行には困らないようになる。

このタイプの神経可塑性では、脳に少なくとも二種類の変化が起きるようだ。

一　ニューロンの内部構造の変化。とりわけニューロンの末端に新たなシナプスが形成され、他のニューロンと結びつくことができるようになる。

二　実際にニューロンの結合数が増え、シナプスを通じてより多くのニューロンが結合する。

完成

完成は髄鞘《ずいしょう》形成と呼ばれる、ニューロンの働きを加速させるプロセスとかかわっている。ニューロンのまわりを白い脂質の電気を通さない膜（髄鞘）で覆うことで、活動電位の伝導速度を高める。これはニューロン同士を結ぶ既存の回路の効率を最大化する。絶縁体によって電気が分散せず、送電効率が最大化するのと同じだ。

これは何かのエキスパートになったときに起こるプロセスだ。何年もブランクがあっても、簡単に再開できるようなスキル、つまり「Ａレベル」のスキルである。たとえば音感が優れていて、ピアノやギターを長年弾いていた人が、バンドに加わって定期的に演奏することで、ギターのスキルを完成させるというケースだ。ギター演奏を再開するのに特別苦労することもなく、演奏するほど脳は適応していく。

最たる例がロンドンのタクシー運転手による知識の「完成」で、彼らは訓練のなかでロンドン市内のすべての道路を記憶する。UCLの科学者は、この学習の過程でタクシー運転手の脳の海馬にある、運転と記憶に関する領域の密度が物理的に高まることを明らかにした[5]。どれほど方向感覚の優れた人でも、この訓練には相当な努力が必要だ。ロンドンのタクシー運転手の多くは一〜一〇年かけてこの知識を覚えるが、ひとたびそれを完成させれば、まぎれもないエキスパートだ。どれほど方向感覚に優れた一般人でも、ロンドンのタクシー運転手にはとても及ばない。

再教育

神経可塑性の三つめのタイプである再教育は、専門用語で「神経新生」と呼ばれる。他の二つのタイプほど理解が進んでおらず、主に赤ん坊や幼児の脳の変化とかかわっており、成人の脳ではあまり見られない。まだ分化していないがニューロンになる可能性のある胚神経細胞から、新しい成熟したニューロンを発生させ、既存のニューロンと結びついてそれまで脳に存在しなかった新たな回路を形成するプロセスだ。たとえばまだ持っていない、あるいは自然と身につくようなものではない新たなスキルを獲得するといったことだ。

これは非常に労力を要する。また再教育に続いて「学習」、ときには「完成」のプロセスが必要になるため、時間もかかる。研究では人間の場合、年齢とともに神経新生は大幅に減少することがわかっている。大人ではめったに起こらないことを示す研究もある。[6] 胚神経細胞は記憶を保管する海馬のまわりで発見されたが、大人の脳ではそれ以外の場所では見つかっていない。実際にまったく土地勘のない新しいスキルを身につけるというのはフラストレーションがたまることで、時間とエネルギーの余裕がある人しかやってみないはずなので、それも納得がいく。たとえばゴルフを一度もやったことがなく、視覚と手の協調が悪く、楽しいとも思わないのに、始めるようなものだ。ほとんど上達しないままやめてしまう人もいるだろう。相当努力すれば人並みにプレーできるようになるかもしれないが、それだけの努力をする価値があるのか、よく考えたほうが良さそうだ。

ソフィのケース——体とのつながりを失う

数年前、私はある法律事務所から、レジリエンス強化プログラムの運営を任された。ソフィはその事務所のパートナーだった。五〇代で、すでにタバコはやめていたが極端に肥満し、皮膚はたるみ、動くのが辛そうで、元気がなかった。高コレステロール、高血圧、糖尿病の薬を服用していた。糖尿病の数値管理はうまくいっておらず、ここ二年ほどは悪化している、と私に説明した。

仕事中毒で高い実績をあげることがソフィのアイデンティティとなっており、そのために自分の健康問題に関心が向いていないのは明らかだった。それに気づいてもらうため、私はソフィに三日間、心拍変動（ＨＲＶ）モニターを装着してもらった。睡眠、ストレスレベル、身体の活動レベル、そして全体としてのレジリエンスを観察するためだ。HRVモニターは心臓周辺の神経からのシグナルを拾うので、いつストレスを感じ、闘争・逃走反応が起こるかを見ることができる。心拍数とその変動を見れば、ストレスが身体的なものか精神的なものかを判断できる。

だが翌週出てきたHRVモニターの結果は、完全な白紙だった。私は衝撃を受けた。そんなものは見たこともなかったからだ。それをソフィに伝えたところ、なんだそんなことかという調子でソフィは答えた。「糖尿病性神経障害があることなら知ってたわ」。前回の面談で私にそれを伝えなかったことが信じられなかった。糖尿病性神経障害は、長期間にわたって糖尿病をしっかり管理しなかったことが原因で起こる神経障害だ。神経の端が弱っているということであり、ソフィのように心臓周辺の神経に影響が出ているのは心臓血管疾患、心臓発作の重大なリスク要因である。ソフィに現実を直視させなければ、と私は思った。そこで肥満、ストレス、高コレステロール、高血圧、糖尿病、喫煙歴と、心臓発作のリスク要因はすべてそろっていることを説明したが、ソフィは自分ではどうしようもないことのような気がしており、また自分の健康状態や長年の不適切なライフスタイルの影響を頑《かたく》なに否定していた。

あなたの選択は、あなたを頼りにしている人や愛している人たちにつらい結果をもたらすかもしれないのよ、と私ははっきり伝えた。ソフィの職業人としての成功を支えてきた脳の回路が、身体や健康を虐待に近いほど粗雑に扱うことを容認し、その事実を否定するように作用しているようだった。ソフィは自分が変われるとは思っていないようだったが、目に見えなくても私の警告の重大性は彼女の心の奥を揺さぶった。ソフィはモノの考え方を変えはじめた。思考プロセスが新たな行動につながり、再教育が始まった。

考え方の変化は、それまでは取り組もうという気にもならなかった行動変化を促した。次に会ったときには明らかに体重が減り、顔色も良くなっていた。前回の面談の翌日から職場まで徒歩で出勤するようになり、またエレベーターの代わりに階段を使いはじめたのだという。まもなく一日一万歩以上歩くようになり、毎日出勤時だけでなく帰宅するときも歩くようになった（片道数キロメートルはある）。毎朝野菜ジュースを飲むようになり、その後食生活をすっかり変えた。

ソフィの新しい行動が習慣化し、脳内に新たな回路が生まれると、学習ステージの勢いが増してきた。「新しい習慣を身につけるとき、最初に感じるつらさを克服できたの。ウォーキングが楽しくなってきて、健康的な食べ物が欲しくなってきた。健康に無頓着でいるのをやめて、身体と健康に誇りを持つようになった」と語ってくれた。再教育の上に学習が重なり、ソフィの新しい健康的な行動をサポートするシナプス結合はしっかりと確立され、強固な回路が構築されていった。新たな回路の成長とともに、悪しき行動を支えてきた古い回路は弱まり、上書きされていった。

神経可塑性はあなたにどんな意味があるのか

脳に構造変化を起こすための、万人に効果のある方法というものは存在しない。他の人にはうまくいく方法でも、あなたに合うとは限らない。カナダのブリティッシュ・コロンビア大学の脳行動研究所ディレクターのララ・ボイド博士の研究では、神経可塑性のパターンにどれほど個人差があるかが示された。[7] その人固有の神経可塑性のパターンは、遺伝子の影響を受けている、と博士は説明する。ただ一つ、間違いなく言えるのは、新たな神経回路をつくるのは大変だということだ。最初は直観に反することをしている気がするので、繰り返し自分に言い聞かせ、やり抜かなければならない。もちろん、ときにはうっかり昔の思考法に戻り、習慣となっている回路を使ってしまうこともある。楽器の演奏や外国語など新しいスキルを学んでいて、あるときはモノにしたと思ったのに、翌週になると元に戻っていて、腹立たしさを感じることがあるのはこのためだ。

脳の変化は段階的に起こる。ニューロンの結合を刺激する脳内化学物質の一時的増加と、反復的努力によって起こる長期的な構造変化は別物だ。反復的努力はやがて自然な行動となる。習慣とはそのようにして身につけ、維持するものだ。これは脳内では強固な回路というかたちで表れる。その行動に関する回路のなかで最も厚みがあり、結合が多く、場合によってはしっかり絶縁されている。

脳の変化を起こすのは、精神的のみならず肉体的にも負担がかかる。重要なのは、それをあらかじめ覚悟しておくことだ。たやすく成し遂げられると思ってはならない。私は三〇代後半に、それまで接してきたものとまるで違う言語（デンマーク語）を学ぶという、神経可塑性を必要とする挑戦をしたことがある。そのときは九〇分間のレッスンの六〇分を過ぎたころから疲れを感じた。英語とベンガル語（私はこの二つの言語のバイリンガルとして育った）、アフリカーンス語（一二五歳を過ぎてから学んだ）など、それまで学んできた言語とはまるで違う単語や文法を覚えようと苦闘していると、疲労と空腹を感じた。

デンマーク語を学んでいて何か単語を思い出そうとすると、頭のなかに飛び出してくるのは決まってアフリカーンス語で、フランス語やベンガル語が浮かんでくることはないというのも興味深かった。UCLで神経科学の教授をしている友人が、それは子供の頃に学んだ言語と大人になってから学んだ言語は脳の異なる領域に保管されるためだ、と説明してくれた。もう一つ驚きだったのは、学習を始めて二〜三カ月後、学習が神経学的な転換点に達すると、九〇分間のレッスンを難なく乗り切れるようになったことだ。脳はデンマーク語の文法ルールや言語処理プロセスを「搭載」するという困難な作業を完了したため、以前よりも脳内に蓄積された知識に頼ることができるようになったためだ。

この経験から私が学んだのは、つらくなったときもあきらめないこと、そして他人やかつての自分と比較するという無駄な作業に時間を費やさないことだ。今自分ができること、そして将来自分がどうなりたいかだけに集中するのだ。

脳スキャンからは、どんな活動でも脳の変化を引き起こすことはできるが、とりわけ大きな変化を引き起こす要因が三つあることがわかった。あなたの今の生活にその三つの要因がどれほどあるかを考え、どうすればもっと増やせるか考えてみよう。

一　新奇性：旅行、新しいスキルを学ぶ、見知らぬ人たちとの出会いといった経験だ。目新しい経験は、新たなニューロンの成長を促すことさえある。あなたが最後にまったく新しいことに挑戦したのは、いつだろう？

二　有酸素運動：有酸素運動をすると、脳への酸素をたっぷり含んだ血流が増え、新たなニューロンの成長を促す脳由来神経栄養因子（ＢＤＮＦ）とエンドルフィンの分泌も増える。あなたは一日一万歩歩き、そのうえで週に一五〇分間の有酸素運動をしているだろうか。

三　感情的刺激：何かを経験し、それに付随する感情が強いものであるほど、脳に強力な影響を及ぼす。つらい経験を共有すると、絆がとても強くなるのはこのためだ。肯定的、否定的なものも含めた感情的反応の影響については第6章で詳しく見ていく。ただここで端的に言っておくと、感情には神経内分泌作用がある。たとえば愛する家族と一緒に笑うと、絆を深めるホルモンのオキシトシンが分泌され、信頼感の醸成といったプラスの効果がある。同じような理由から、失恋は心の健康に長期間にわたって非常に悪い影響を及ぼす。屈辱や悲しみといった強い感情は、ストレスホルモンのコルチゾールの分泌につながり、それによって誰かを愛し、信頼することは痛みや喪失感につながるという回路が固定化するためだ。これまで経験したプラスあるいはマイナスの強い感情で、あなたに強烈な記憶を植えつけたものに心当たりはないだろうか。

神経可塑性を促すのは反復だ。それには良いものもあれば、悪いものもある。だからネガティブ思考や悪い習慣は、不安、憂鬱、強迫思考、攻撃性といった傾向を強め、自己増殖性があることは頭に入れておいたほうがいい。この事実をしっかり認識すれば、神経可塑性の威力を自分にとって一番好ましい方向に生かしていくことがいかに重要かがわかるだろう。豊かさの法則（59ページを参照）とメタ認知の効用（38ページを参照）を意識するのだ。脳の性質として、一度刻み込まれたものを忘れるのは難しく、好ましくない思考や行動は新しいもので上書きするほうがはるかに容易だ。もちろんニューロンの結合の量や密度は、使うか使わないかによって増減する。わかりやすい例が言語だ。かつて話していた言語でも使わなくなれば、それに関するニューロンは弱っていく。

あなたは自分の脳のどんな部分を上書きしたいだろうか。どのような新しい習慣を身につけたいだろう。そしてそんな変化を支えるものとして、脳にどんな有益な新しい回路をつくりたいだろうか。捨てなければいけない習慣はないか。脳の可塑性を生かせば、ここに挙げたすべてが可能だ。それを知るのが、脳の力を生かす第一歩である。

第３部
軽やかな脳

第５章

軽やかな脳

６種類の思考を切り換える

「私たちのいまの姿は、これまで考えてきたことの結果である。それは私たちの思考の上に築かれ、私たちの思考でできている」

――釈迦

私たちは日ごろから、脳の力をもっと引き出すことができるはずだ。そうしないのは、脳がどれほどすばらしく、またしなやかで軽やかになれるかをわかっていないためである。仕事、家庭、恋愛、健康など人生のあらゆる面で最高の自分でいるためには、軽やかな脳が欠かせない。軽やかな脳には、次のような特徴がある。

・常に一つの作業に徹底的に、無駄なく意識を集中させる。
・一つの状況あるいは問題に対して、さまざまな視点から考える。
・このさまざまな視点の切り替えを、無意識のうちに行なう。
・異なる神経回路からのアイデアを融合し、包括的な解決策を導き出す。
・特定の思考スタイル（論理的思考など）だけに偏らず、バランスのとれた見方をする。

脳の力を十分に生かしていると、特定の思考スタイルにとらわれにくくなる。軽やかな脳においては、すべての神経回路が十分発達している。もちろん他よりも支配的な回路（私たちの強み、あるいは選好）はあるかもしれないが、軽やかな脳の持ち主は、自分の強みは何か、また伸ばすべき分野はどこかをわかっている。そして脳全体とそのリソースを活用し、強みを生かすと同時に他の視点も取り入れることで、統合的思考が可能になることも理解している。

全脳的アプローチ

私の提唱する「軽やかな脳」のモデルは、六種類の異なる思考から成り立っている。ざっくり言うと、脳には六つの神経回路があり、六種類の思考はそれぞれに対応している。

一　感情的知性（ＥＱ）：感情をコントロールする。
二　フィジカリティ（身体感覚）とインテロセプション（内的感覚）：自分の体の内と外をすみずみまでしっかりと理解する。
三　直観と本能：自分を信じる。
四　モチベーション：レジリエンスを発揮し、目標に到達する。

五　論理：優れた判断を下す。
六　クリエイティビティ：自分の未来、理想的な人生を思い描く。

それぞれの回路の特長を理解し、六つが協調的に働くようにすることを全脳的アプローチといい、それによって脳を自分の思うままにコントロールできるようになる。全脳的アプローチは極端な考え方や欠乏マインドセットの対極にあるもので、前向きな豊かさマインドセットを身につけるカギとなる。

マインドセットは分野を超えて広がり、私たちのモノの見方を決定づける。同じように、さまざまな分野での経験は、他の分野にも影響を与える。家庭で子供とうまくいっていない、あるいは恋人と別れたといったプライベートの問題は、仕事のパフォーマンスにはまったく影響を及ぼさない、仕事をクビになっても家族や友達との関係には一切関係がないといった考え方は、脳を活用するうえではマイナスだ。そういう出来事によって自分が消耗し、エネルギーを削がれることを理解し、影響を緩和するために手を打つほうが、はるかに効果的だ。

ガスコンロを思い浮かべてもらうと、わかりやすい。複数のコンロがあって、状況に応じて使い分けることができる。それぞれの火の強さ（脳の回路）に目配りするとともに、すべてのコンロへのガスの供給に目を光らせるのが、軽やかな脳の役割だ。コンロのどれか一つがめいっぱい強火で長時間使われていると、他の回路へのガス供給に影響が生じる。その状態が続けばバーンアウトしてしまうかもしれない。この例を使うと、脳のリソースを大切にし、異なる回路のバランスを維持することの重要性がわかるのではないか。

それぞれの回路は日々、どんな具合に機能しているのだろうか。以下に、それぞれの神経回路でどんなことが起きているかをわかりやすく示そう。他者とやりとりをするとき、私たちの頭のなかではどんなことが起きているか、例を使って説明する。道を歩いていて、親しい友人が向こうからやってきたところを思い浮かべてほしい。まず次の文章を読んでから、あなたがその友人と最後に会ったときのことを思い出し、六つの回路でどんなことが起きたか考えてみよう。

・感情：友人の婚約指輪が日差しを反射したのを見て、わずかに嫉妬心が湧きあがった。ただ彼女のことは大好きなので、一緒に過ごした楽しい記憶がよみがえってくる。

・フィジカリティ：おなかのあたりが温かくなり、彼女のほうへ歩いていくと自然に足取りが軽くなるのがわかる。

・直観：友人に挨拶をすると、相手が今、どれほど大変な思いをしているかが伝わってくる。いつでも力になる、という思いを伝えられたようだ。

・モチベーション：あなたは友情をとても大切にする。あなたが大変なときに、常に支えてくれる人がいたのはそのためだ。彼女のために同じことをしてあげたい、と思う。

・論理：友人が昇進を希望していたのを思い出し、それについて尋ねるとともに、面接のコツを教えようと自分に言い聞かせる。

・クリエイティビティ：二人の友情の未来を想像する。自分が結婚するときは、花嫁付添人になってもらい、彼女の子供の名付け親になるところを視覚化する。そんな未来の土台を今、築いているのだと気づく。

こうした反応が瞬時に、それもほぼ無意識のうちに起こる。ここに挙げた例では、かなり強い直観とモチベーションの働きが見られ、感情面の自己認識が高いことがうかがえる。感情のコントロールに関しては多少改善すべきところがあるが、フィジカリティと論理の面は優れており、クリエイティビティもあるようだ。六つの回路が均等に働かないのはふつうだ。たいていの人は好んで使う回路が二つか三つある反面、困難な状況で引っ張り出すことはできるが、自分の強みではないと感じている回路がまた二つか三つある。さらに一つか二つはあまりというか、まったく使わない回路もあることが多い。先に挙げた例では、友人へのさまざまな反応のなかには、強い感情（友人が身につけている婚約指輪への嫉妬）が含まれているようだ。これはネガティブな感情をコントロールするのに苦労していることを示唆している。同じように、クリエイティビティの回路がもう少し機能すれば、そうした否定的感情を自らに対する洞察や自己認識に転換できるかもしれない。

神経回路をこのようにグループ化したのは、話を単純化するためだ。実際には意思決定をつかさどる回路、論理的思考をつかさどる回路という単一の回路、あるいは明確な回路群が存在するわけではない。迷路のように入り組んだたくさんの回路が、ダイナミックに相互に結びつくことで、異なる思考の流れが絡み合い、つながっていく。まるで複雑な電気回路のようだ。そのなかで、他と比べてはるかに頑丈な回路がいくつかある。

先の例の感情コントロールや創造的思考のように、十分活用されていない回路があることがなぜ問題かと言うと、それは自分が弱い、あるいは軽視しているがゆえに、そこからもたらされるデータを無視している（情報を排除している）分野のあることを示しているからだ。特定の回路からのデータを無視していると、それに対応する能力が存在しないかのようにふるまうようになる。私がよくクライアントから聞くのは「自分が本当は何を望んでいるかわからないので、何も決められない」「私にはクリエイティビティがない」「職場では感情を表現できない」といった発言だ。これは他の回路の影響力を強めることになる。足りない部分は、他の回路が補おうとするためだ。それによって思考のバランスが歪んでしまう。再びガスコンロのたとえを使うと、これは一つや二つのコンロだけが火力全開で、他のコンロにはほとんどエネルギーがまわらない状態で、脳の力を最大限引き出すことはできない。

神経科学者で精神療法医のダニエル・シーゲルは著書『脳をみる心、心をみる脳：マインドサイトによる新しいサイコセラピー――自分を変える脳と心のサイエンス』で、これを脳の一部を「封鎖」あるいは「分離」する行為と呼んでいる(1)。自分自身を難しい感情やつらい感情から守ろうとするとき、私たちはこの防御のメカニズムを使う。原始的感情というのは厄介なものなので、それと向き合うより封じ込めたり、遮断したり、無視したり、あるいは他の方向へ振り向けたりする。これを自覚することで、自分のなかの弱い回路とのつながりを強化し、もっとバランスのとれた思考ができるようになる。

私がコーチングで最も力を注ぐのは、思考の幅を広げることだ。一つか二つの影響力の大きい回路だけに頼っている状態から、回路同士がしっかりとつながった全体的アプローチへと移行するのである。一つの問題や状況について六つの思考回路を一つずつ使って意識的に見ていくのは、最初はわざとらしく、面倒に思えるかもしれない。ただこのモデルを使い続けることでシームレスに、そして同時並行的にこれができるようになる。軽やかで調和のとれた脳のなかを、情報が自由に駆け巡るという状態は、脳の力を最大限生かすうえでカギとなる。

ここからは、脳の軽やかさと回路を診断するためのエクササイズを紹介していく。子供時代の影響で、自分は何が「得意」で何が「不得意」か、という先入観を持っている人が多いが、ここではそれに引きずられないように注意してほしい。自分の脳の回路について率直に、正直に答えてみよう。

まずは六つの回路を順番に評価し、脳にどれほどの軽やかさがあるか、そして強い分野とこれから伸ばすべき分野を見きわめていこう。

脳内回路を評価する

一　ノートの見開き二ページを使う。その中心に円を描き、中に「力の源泉」と書き込もう。

二　中心の円から、六本の枝を外に伸ばし、「感情」「フィジカリティ」「直観」「モチベーション」「論理」「クリエイティビティ」と六つの回路の名前を書き込んでいく。

三　あなたの強みや選好する分野を特定するため、脳のリソースの一〇〇％がそのページの真ん中にあると想像しよう。最近家庭や職場であった出来事を三つ、思い出してほしい。重要な会議、家族のピンチ、あるいは人生を左右する重大な意思決定など、脳の力を振り絞って対処しなければならなかったような事態だ。

四　直観、クリエイティビティ、論理は、より内面的でパーソナルな機能だ。一方、感情、フィジカリティ、モチベーションは他人とのかかわりに影響する外的なものだ。これを念頭に置きながら、三つの出来事においてそれぞれの回路をどれだけ効果的に活用したか、パーセンテージを割り振ってみよう。シナリオのなかで、ほとんど活用されなかった回路はあるだろうか。三つのシナリオに共通するパターンが見られたら、パーセンテージの低い回路を強化すると良いだろう。ほかの回路に過度に依存している可能性があるからだ。

この結果からは、今後強くすべき分野、鍛錬すべき分野が明確になる。六つの回路を均等に使う必要はないが、自分の最大の強みを把握しておくと同時に、どの回路も十分使いこなせるという自信は持っておきたい。

特に重要なのは、論理だけに頼るのではなく、感情とうまく向き合うこと、自分自身を知ること

（フィジカリティ）、自分の本能を信じること（直観）、そして自分の望みどおりの人生を創造しようというモチベーションを持ち続けることも得意だという意識を持つことだ。思っていたより、自分には直観的でクリエイティブなところがあるのだと気づいた人もいるかもしれない。あるいは回路のどれかを完全に無視して、そのフィードバックや機能を封じ込めていたことがわかったかもしれない。見つかったパターンを続けることで長期的に生じる弊害を考え、ノートに書き留めておこう。

フレッドのケース——思考の幅を広げる

フレッドは銀行員だ。かつては重大な判断を下すときは（それがプライベートに関することであっても）、スプレッドシートに書き出したプラスとマイナスだけしか見ていなかった。非常に論理的な人間だったのだ。金銭欲が強く、成功や高すぎる金銭的目標を追い求めるあまり、職業上あるいはプライベートのそれほど「実入りのよくない」事柄は後回しにしていた。その結果、直観を無視して書面上はすばらしく思えた契約を結んでしまう、あるいは逆張りをして独自のスタンスを貫くべきところを、熱狂する仲間に引きずられて「群れの心理」にとらわれ、判断を誤るといったことが何度かあった。

「軽やかな脳モデル」を使い、フレッドのさまざまな回路を調べていったところ、重要な判断を下すときにはもっと直観を信じ、クリエイティブに思考する必要があることがわかった。フレッドはしばらくのあいだ、投資判断をするときには必ず、六つの思考回路をすべて使って考えるようにした。もともと強いモチベーションがあったので、私のモデルを理解すると、絶対に使いこなそうと決意した。三カ月後にはこの作業を几帳面に行なう必要はなくなり、「全脳的アプローチ」のもたらす答えを信頼するようになった。

回路を開放する

たとえば共感力を高めようとするとき、目標はあまり抽象的にしないほうがいい。具体的行動を反復練習し、その新しい行動によって現在のバランスの崩れた状態を上書きしていくことで、物理的に脳の回路を発達させていくことが必要だ。そのほうが「他の人々の気持ちを理解するように努める」とか「自分の気持ちをもっとはっきり伝えよう」といった、具体性に欠ける目標を設定するより、はるかに効果がある。このような目標は、「こうしないと仕事をクビになる」とか「こうしないと恋人と別れることになる」といった明確な、あるいは漠然とした不安と対になっていることが多い。それでは「欠乏マインドセット」が作動し、長期的にはモチベーターとして効果を発揮しないだろう。

私がこれまで多くの患者やクライアントと接してきた経験をもとに、一部の回路がブロックされる原因としてよくあるものを列挙してみた。あなたには思い当たるものがあるだろうか。

・感情：「男子たるもの、泣いてはならない」的文化で育てられた、あるいは家族が怒鳴ったり泣いたりと感情表現が激しかった。このため今でもときおり感情の爆発を抑えるのを難しく感じる。
・フィジカリティ：子供時代に極端に低身長あるいは長身だった、弱々しかった、太っていた、ニキビが多かった。今でも姿勢が悪く、他人と目を合わせず、相手のボディランゲージを読むのが苦手なので、それが出世に響くのではないかと心配している。
・直観：思春期や青年期の判断について、ひどく責められた、あるいは嘲笑された記憶があり、いまでは自分の直観を信じられなくなっている。
・モチベーション：人生で確固たるやりがいや目的を感じたことがない。自分が心から楽しめる仕事を探すのはあきらめ、報酬の良い安定した仕事にしがみついている。
・論理：立派な仕事に就くほど頭が良くないと言われたので、大学進学はもちろん、試験や記憶力を必要とするものはことごとく避けてきた。
・クリエイティビティ：教師や親に芸術や音楽の才能がない、クリエイティブ産業で働くのは子供時代から美術が得意だった人だ、などと言われ、地に足の着いた安定した仕事や活動しかしないようにしてきた。

どの分野が自分の足かせとなっているのか、自覚しよう。古びた無益な思い込みによってブロックされている、あるいは使えなくなっている回路はどれだろう。これについては第4部で改めて説明し、自分の行動を制約するような思い込みを、新たな好ましい行動によって上書きするための実践的方法を示す。ただそれを待たずに、自分が人生に何を望んでいるのか、それを妨げているのは何かをノートにどんどん書き込んでほしい。そしてアクションボードで使えそうな、あなたの内なる願望を表現するような画像を集めはじめてほしい（283ページを参照）。

相反する力と脳の力

すでに述べたとおり、私はさまざまな哲学やスピリチュアルな概念に興味があり、仕事のなかに取り入れている。軽やかな脳のモデルは、中国哲学のバランスの概念を参考にしている。何かを創造するため、そして生命が存在するためには、陰と陽、光と影、男性と女性、仕事と私生活などの相反する力が必要である、という考えだ。真に軽やかな脳は、すべての回路がいつでも点火できるように最適化されている。それがバランスの良い判断につながる。これは神経科学的に見ても、完全に理にかなっている。最も重要なのは論理と感情のバランスをとることだ。

チャンスと軽やかな脳

自分がどれだけ「バランス」がよく、総合的な思考をしているか、改めて問い直してみよう。誰にでも好んで使う思考回路があり、また自分の弱点についての思い込みがある。弱点だと思っているところを避けるのではなく、それを伸ばすべき分野ととらえ直し、異なる場面で異なる回路を使うよう心がけてみよう。

フレッドのように六つの思考回路をすべて使ってみるのもいいし、普段は使わない回路を使って新しい、これまでとは違う考え方を試してみてもいい。要するに、脳のより多くの領域にアクセスするほど、力をたっぷりと引き出すことができる。次章からは六つの回路を順番に見ていく。それぞれの科学的根拠と、その力を最大限引き出すための実践的方法を説明する。各章を読み進めながら、あなたの意識のなかでそれぞれの回路がどれほど活発に機能しているか、考えてみてほしい。脳はその回路にアクセスできているだろうか。障害物や流れの悪い場所はないか。バランスと流れを回復させるために、何ができるだろうか。

脳にそうした変化をもたらすうえで、重要なのは新たな習慣を身につけることだ。水を飲む量を増やすといった比較的簡単で具体的変化が定着するまでには、二一日〜六六日ほどかかる。一方、目標がもっと複雑でそれほど具体的ではない場合（共感力、レジリエンス、自信を持つなど）、結果は数字ではなく定性的に評価するほうがいい。他者との関係が改善する、自信が高まるなど、あなたの人生に目に見える変化が生まれているだろうか、と。

脳の力を最大化するために一つひとつの回路の働きをしっかり理解したら、これからどこに一番力を入れるべきか、そして本書の後半で制作するアクションボードで何に意識を向けるべきかがはっきりわかるはずだ。ボードに使う画像を集める段階で、すでに形を取り始めるかもしれない。あなたは今、出発点に立っている。理想の人生を歩むために必要なものはすべて自分のなかにそろっていると自覚し、満ち足りた気持ちで生きていくのだ。さあ、歩きだそう。

第6章

感情

自分の気持ちを知る

「人と接するときは、相手が論理的生き物ではないことを肝に銘じよう。目の前にいるのは感情的生き物だ」

——デール・カーネギー

まずは感情から始めよう。これから見ていく回路のなかで、まちがいなく一番重要なものだからだ。多くの人が一番問題を抱えている回路で、それゆえに変化の余地が一番大きいというのが一つの理由だが、私たちのとても深いところにある根本的で原始的なものなので、他のすべてに及ぼす波及効果が一番大きいためでもある。脳と体のつながり、直観、モチベーション、人間関係、そして未来を創造するために最適な意思決定を下す能力など、すべてにその影響は及ぶ。

現代社会はさまざまなかたちで、私たちが自らの感情としっかりつながる能力を弱めていることも頭に入れておいたほうがいい。社会的期待やソーシャルメディアなどの影響も大きい。だからこれからのキャリアや人生を揺るぎないものにするには、まずＥＱを高めることが重要なのだ。

荒馬はもういない

人間だけに与えられたすばらしい知性を十二分に生かすには、感情に振りまわされないようにする方法、そして職場や家庭、恋人との関係において他者の感情を敏感かつ正確に読み取り、対応する方法を身につけなければならない。大切なのは論理と感情（そしてその中間にあるものすべて）のバランスだが、かつての「論理は善」「感情は悪」という二項対立的な考え方に代わり、今では新たな科学的知識に基づく「感情をうまく制御することが人生を変えるカギとなる」という見解が主流になりつつある。

近年、感情の働きに関する私たちの理解は大きく変わってきた。かつて感情は、理性（という馬車）を引っ張りまわす「荒馬」のようなものだと思われていた。それが今では、かつて思われていたよりはるかにコントロール可能なものであることがわかってきた。脳スキャンを見れば、感情的反応とはどのようなものか、また脳内でどのように感情が喚起されるか、そして感情は意識的に変えられることがわかる。さらに心強いことに、近年の神経科学の知見によって、感情をうまくコントロールしたり、「心象風景」を好ましいものに変えたり、ありとあらゆる感情を動員して人生をより深く味わうために、私たちができることはたくさんあることがわかってきた。

「感情（emotion）」という言葉は、「エネルギーの動き」を意味するラテン語の「emotere」に由来する。エネルギーに感情が結びつき、自らの色に染め、そのフィルターを通して私たちは世界を経験する。何らかの感情を抱くというのは、受動的ではなく、能動的で前向きなプロセスとしてとらえなおすことができる。怒りや興奮といった強力な原始的感情にとらわれているときは、とてもそうは思えないのだが。こうした感情は私たちの意思とは関係なく「降りかかってくる」ものに思えるが、脳の力を最大限引き出すことで、感情をうまく制御し、その奴隷ではなく支配者となることができる。

感情は「降りかかってくるもの」という考えは、ある意味正しい。感情は大脳辺縁系《へんえんけい》のなかの小脳扁桃体《へんとうたい》という、脳のなかでも一番原始的な領域で発生する。その場の状況に対する感情的反応が小脳扁桃体で生じると、脳はそれを（海馬《かいば》に保管されている）既存の記憶と結びつける。それを受けて前頭前皮質が状況にふさわしい「呼び出すべき記憶」を選別し、さらに過去の記憶からのパターン認識によって、この感情をどう理解すべきかを決定する。こうした情報をもとに、脳は知識（論理的思考）と直観的で感情的な知恵を組み合わせ、状況を解釈し、必要とあれば発生した事態や自らの抱いた感情に対応する行動を考える。

ありとあらゆる感情が一気に噴出してきて、バランスのとれた対応など不可能に思えることもある。そんなときの脳は、強烈な感情に刺激されて相反する作用を持つ化学物質が次々と分泌され、くらくらしている状態にあるのかもしれない。たとえば強烈な嫉妬を感じたときには、愛情、怒り、嫌悪が一斉に、せめぎあうようにあふれ出てくる。そんな感情を発散するには、誰か、あるいは自分自身を怒鳴りつけるといった極端な行動をとるしかないような気持ちになる。本書を読み、エクササイズを実践することで、そんなときでも自分を見失わずに対応できるようになるはずだ。

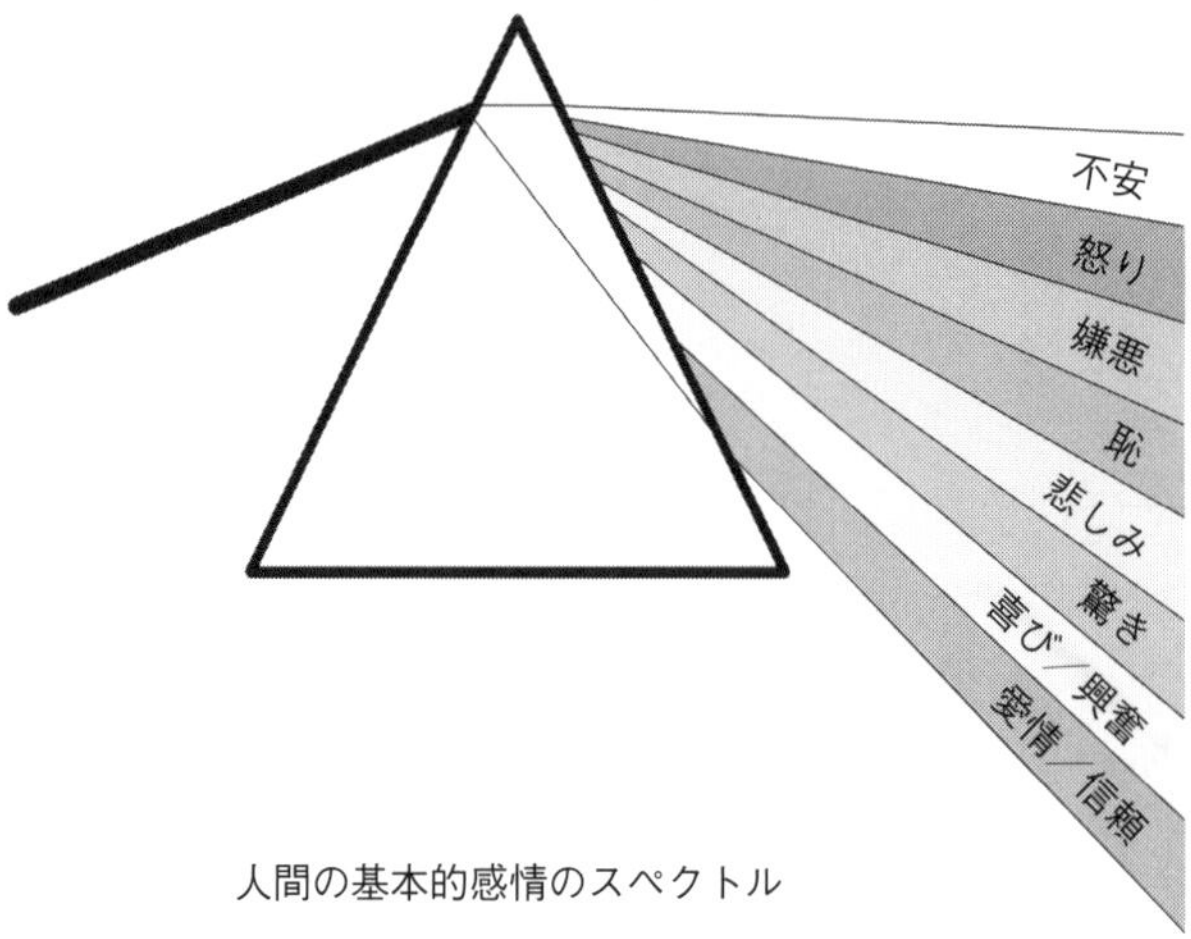

感情には八つのタイプがある

感情をコントロールする方法に踏み込む前に、まずは私たちにはどれほど多様な感情が備わっているのか、そしてそれぞれをどう理解すればいいいか見ていこう。図のように、私たちには八つの基本的な感情がある。

すでに見てきたとおり、どの感情も特定の神経伝達物質の量と相関がある。八つの重要な感情のうち、生存にかかわる五つ（不安、怒り、嫌悪、恥、悲しみ）は、ストレスホルモンのコルチゾールの分泌と関係がある。どれも主に意識下のレベルで発生する逃避・回避的感情であり、複雑な行動を引き起こす。人前で話すことやブラインドデートといった、ストレスのかかりそうな状況を避けたいと思うのは、こうした感情の影響だろう。きちんとコントロールしなければ、最悪の結果を想像するなど事態をひたすら悪いほうに考え、行動を阻害したり、意欲を削いだりする懸念がある。こうした感情に脳の「闘争・逃走」反応が支配されると、抗《あらが》うことはできないように感じ、極端な反応を抑えて冷静さを保つのに苦労するようになる。

スペクトルのうち、二つの愛着感情（愛情と信頼、喜びと興奮）は、ニューロン受容体（レセプター）とオキシトシン、セロトニン、ドーパミンが結合することで発生する。いずれも脳内の報酬系を刺激するので、私たちはこうした快い感情を喚起する行動（大切な人を抱きしめたり、ジョギングをしたり）を繰り返そうとする。このメカニズムは健全な行動を習慣化するのに役立つ。スポーツジムで運動した後のすっきり感を覚えていれば、進んでジムに通おうとする。ただ悪しき行動を定着させる場合もある。アルコールや「悪い男」ばかりと付き合うのが好ましいことではなく、中毒化するというのはわかりやすい話だが、やりがいのある仕事や運動でさえ中毒化のリスクはある。重要なのは「ほどほど」にすることだ。

「生存」と「愛着」スペクトルの中間にあるのが、驚きだ。それだけで「強化」感情と呼ばれる一つのカテゴリーを成しており、感情的反応を愛着から生存へ、またその逆に転換する働きがある。ノルアドレナリンは他の神経化学物質の効果を強化する働きがあり、驚きを引き起こす物質と考えられている。ジェットコースターが最上部に上り詰めたとき、あるいはホラー映画を観ているときに、つかのま笑うべきか叫ぶべきかわからなくなったときの気持ちだ。繰り返し起こる問題に対して、敢《あ》えてこれまでと違う反応をしてみると、驚きの感情とその転換作用が引き出され、まったく違う見方ができるようになるかもしれない。たとえば自分とはかけ離れたモノの見方をする友達のアドバイスを聞くといった単純なことが、生存モードから脱し、豊かさマインドセットと高い自己認識を持つきっかけになることもある。セラピー、コーチング、あるいは治療介入のようなショック療法も、目的は同じだ。状況を当事者の頭のなかにあるものとは違う視点から見せるのである。

脳に刻み込まれていくのは、私たちが脳に与えた経験である。だから感情をコントロールし、高いモチベーションを維持するうえで一つ重要なのは、健全なバランスを保つことだ。日々の生活のなかでスペクトルの端から端まですべての感情を経験する必要があり、どれか一つが多すぎても少なすぎてもいけない。

自分の感情プロフィールを知ろう

私たちはみな成長する過程で、どのように他者と向き合い、自らを表現し、愛情をやりとりし、意見の相違に対処するかという自分なりのモデルを身につけていく。大人になっても、この「刷り込まれた」モデルをさまざまな状況や人間関係に当てはめようとする。この強力な無意識のプロセスは、人間関係の選び方、自分自身に対する見方、モノの考え方やふるまいに大きな影響を及ぼしている可能性があり、よく調べてみる価値がある。

どんな家庭で育ったかは、感情のコントロールや表現方法に大きな影響を及ぼす。感情的な家庭、つまり激しい口論や怒鳴り声や泣き声が飛び交うなど、感情をそのまま表現する家庭で育った人は、感情を内に秘め、自分の意見を言うことに慎重な相手と付きあうのを難しく感じるかもしれない。また職場で激論になったとき、冷静さを保つのに苦労するかもしれない。

簡易テスト

次の五つの質問を読み、じっくり答えを考えてみよう。ノートに書き留めておいてもいい。

一　あなたが育った家庭の、感情表現はどのようなものだっただろうか。意見の相違や言いにくい話は、どのように扱われたのか。
二　自分の感情的反応に、どれほど自覚的だろうか。
三　感情をコントロールすること、憤怒や不安といった激しい感情を抑え、冷静になるのは容易なことだろうか。
四　初めて会った人と関係を構築するのは容易なことだろうか。
五　誰かと話しているとき、感情的に共鳴しあうこと、すなわちお互いを理解し、気持ちが通じていると感じることはあるだろうか。

まずは感情面における自分の強みと、伸ばすべき分野を認識するところから始めよう。あなたが感情をコントロールできるかは、相手によって変わるだろうか。ストレスにさらされると、感情はどのように変化するのか。職場では冷静さを保つことができるのに、家庭では気が短くなるといったことはないか。ゆっくりと休暇を過ごしているあいだ、あるいは休暇を過ごした後のあなたは、いつもと違うだろうか。

「感情的な人」はEQが高い？

EQが高いことと、繊細であることはイコールではない。自分は「繊細」だという人が、自分の感情には敏感だが、他の人の感情にはおそろしく鈍感なことは往々にしてある。またEQは一定ではないことも指摘しておこう。普段はEQの高い人が、ときには自己中心的な感情にとらわれ、自分が周囲の感情にどんな影響を与えているか気づかなくなることもある（離婚や中年期の危機のような困難な時期には、それが顕著になることが多い）。私の経験上、この傾向に男女差はないが、自分がそれに該当するか見きわめるには熟慮と謙虚さが必要だ。

ニコラのケース――「私は感情的な人間じゃない」

私のクライアントだったニコラは「私は感情的な人間じゃない」と言い切り、どうしたってそれは変えられないと思っていた。ニコラは三〇代半ばのレストランのマネージャーで、スタッフの気持ちを考えずに辛辣なフィードバックを返すことで知られていた。スタッフの誕生日には必ず開かれるお茶会には一切参加しなかった。同僚とおしゃべりをしてプライベートの話題で盛り上がるより、デスクワークをしたほうがいいと思っていたからだ。このため職場の人間関係は良くなかった。

私はこう説明した。「理屈で感情はわからないわ。感情で理屈がわからないのと同じようにね」。それを聞いてニコラは困惑し、少し苛立ったようだった。そこでまずニコラとの関係がうまくいっていないレストランのスタッフにメールを書いてみることにした。私は「私はこう考えている」を「私はこう感じている」に置き換えてみるようアドバイスした。これは相手と話すときより、メールのほうがやりやすかったようで、ニコラは徐々にこの表現を使うことに慣れていった。

ニコラには小さな子供がいて、大変な仕事をこなしつつ、子供やベビーシッターと良い関係を築くことには努力を惜しまなかった。レストランのスタッフとの関係にも、子育てと同じ価値観を持ち込めないかしら、と私は尋ねてみた。必ずしも同じふるまいをするのではなく、その背後にある価値観を職場でも実践するのだ。これがピンときたようで、ニコラは徐々に部下に対しても子育てと同じアプローチをとるようになった。
相手の話を遮らずに最後まで耳を傾ける。相手の目を見て話す。片手間に相手の話を聞くのではなく注意して聞く。「私はこう考える」「私はこう決めた」「私はこうしたい」の代わりに「私はこんな気持ち」「私は信じている」「こうなったら嬉しい」といった表現を使う。そんなふうに相手の感情を意識した行動を心がけるようにすると、ほんの数週間でニコラとスタッフの関係は劇的に改善した。

自分もそうだと感じた部分はなかっただろうか。あなたの人生においても、同じ方法が使える分野はないか。家庭や職場でのふるまいを一歩引いて見直し、これまでとは少し変えてみることはできないか。あなたの印象を悪くしている言葉、あなたがもっと使うべき言葉はないだろうか。

感情という「ツール」を使いこなそう

感情的な心象風景をコントロールする力を、私たちはたしかに持っている。感情そのものが、状況に応じて適切な反応を形成するためのツールとなる。もう何年も前になるが、私はある会議でハーバード大学の心理学教授、エレン・ランガーのこんな発言を聞いたことがある。感情は私たちの手に負えない自然の力ではなく、シェフのパントリー（食材倉庫）に並んでいる材料のようなものだ、と。パントリーから材料を選ぶように、どの感情に基づいて行動するかは選択できる。目の前の状況への反応を決めるため、脳は常にこの作業をしている。驚きを一つまみ、興奮を一さじ、不安を一振り、といった具合に。

私はよくこんな言い方をする。誰かに腹の立つことをされたとき、それを使ってスクランブルエッグを作るか、ケーキを焼くかは私たちが決めることだ、と。どのような反応をするかは、私たちが十分コントロールできることだ。もちろん、それをすんなり受け入れられる人と、そうでない人がいる。感情には抗《あらが》えないと思っている人は、自動操縦モードで動いており、その事実にすら気づかない「ゾンビシェフ」のようなものだ。

私たちは、しっかり感情をコントロールする能力を磨く必要がある。それには何かを考えてから反応を決めるまでの間隔を広げていく、マインドフルネスなどに取り組むと効果がある。

「扁桃体ハイジャック」は本当か

「扁桃体ハイジャック」という概念がある。心理学者のダニエル・ゴールマンが一九九六年の著書『EQ——こころの知能指数』に書いたことで有名になった。[1] ゴールマンは恐怖や怒りといった強い感情に圧倒され、まるで「ハイジャック」されたように自分では思考も行動もコントロールできなくなる状態をこう呼んだ。ただここ二〇年あまりの科学の進歩によって、今ではこのような状態で強烈な感情をコントロールするのは困難ではあるものの、それを認識し、コントロールし、行動をより良い方向へ修正するのは十分可能であることがわかってきた。私が職場で「扁桃体ハイジャック」の誤りを説明したところ、その後は全員が感情をより上手にコントロールできるようになった。思い込みが（たとえ無意識のものであっても）私たちの行動にこれほど影響を与えるというのは興味深い。本書では、あなたがこれまで事実だと思い込んでいたこと、それがあなたに好ましい影響を与えていなかったことを問い直し、自分自身を変え、新たな未来を創り出す機会を何度も提供していく。

エモーショナル・リテラシーを高める

感情について、また感情が私たちに及ぼす影響について理解を深めると、エモーショナル・リテラシーが高まる。心のなかで感情が湧きあがるたびに認識し、識別できるようになる。よく瞑想をする人は、そうではない人と比べてエモーショナル・リテラシーもコントロール能力も高く、情緒も安定していることが研究でわかっている。(2)イェール大学の研究は、日常的に瞑想をすると、幸福感の減少と相関のある反芻《はんすう》と呼ばれるタイプの思考が減ることを示している。(3)

まず182ページのスペクトルを見て、あなたが日常的に喚起する感情と、あなたの生活にあまり縁がないと感じる感情はどれか、考えてみよう。あなたが遮断した、あるいはなんと形容すればいいか思いつかない感情もあるだろう。八つの感情が私たちに及ぼす影響はそれぞれ異なるが、どれかが湧き出てくるたびに認識すると、距離を置き、コントロールするのに役立つ。多少なりとも客観的な目で見られれば、強烈な感情に飲み込まれにくくなる。「悲しみ」「怒り」など、感情が湧きあがるたび、口に出してみよう。つまらないことに思えるかもしれないが、驚くほど効果があるはずだ。

私は癇癪《かんしゃく》を抑えられないというクライアントを何人も見てきた。男性も女性もいたが、いずれも顔を真っ赤にして怒り、相手を泣かせてしまうほど叫んだり怒鳴ったりする。ある男性は部下を怒鳴りつけながら、自分自身が泣きだしてしまった。信じられないことだが、彼らは癇癪を起こしていることに気づかないこともある、と口々に語った。後から家族や同僚に苦情を言われ、初めてそんなことがあったのかと思うという。そういう話が出たときこそ、「扁桃体ハイジャック」という神話を打ち砕く絶好の機会だ。それは決して容認できないふるまいで、二度と繰り返すべきではないことがあなたにもわかるはずだ、とまず同意をとりつける。まるで小児精神科の現場に舞い戻ったような気分になることもあった。

すると相手はそんなふるまいはやめなければいけないという点では合意しつつ、自分でも気づかないことがあるので、やめるのは難しいと言い張る。そこで私はこう言った。次にそういうことが起きたらよく注意を払い、後で別の対応ができなかったか振り返ってほしい。すると次に同じようなことが起きたとき、その場で止めることはできなくても、感情的に過剰反応している自分を認識しようと努力するようになる。そして次に同じことが起こりそうだと思ったら、すぐに止めてほしい。そのためには「激しい怒り」の初期の徴候に気づき、距離を置くか、「STOP法」を実践する方法を身につけなければならない。

STOP法

私はこの方法を、小児精神科医をしていた頃に使っていた。怒りを抑えられなくなる子供に対し、家族療法士がよく使うものだ。最近では、エグゼクティブ・コーチのクライアントにも使っている。

目を閉じて、激しい怒りの感情に飲みこまれたときの感覚を思い出してほしい。あなたが怒りを感じることを思い出し、体全体に満たすのだ。肌で、胸で、口で、筋肉で、そして心で怒りを感じてほしい。存分に感じたら、大きな赤い「STOP（止まれ）！」の標識を、あなたの心に掲げる。体いっぱいに広がっていた感情が完全に消えていき、筋肉が緩み、怒りの感情が体から抜けるのを感じよう。実際にこのような場面に直面したとき、この方法を使って冷静さを保てると思えるまで練習してほしい。

運動、ヨガや瞑想といったマインドフルネス、あるいはSTOP法の練習を始めてみると、次第に感情の爆発に振り回されることが減っていくのがわかるだろう。ただそれでもときにはさっさとベッドに入り、激情が収まるのを待ってから出直すしかないときもある。

認めるかどうかにかかわらず、私たちはみな感情の生き物である。私たちの判断はすべて感情の影響を受ける。EQを高めれば、日ごろからバランスのとれた状態がデフォルトになる。ときにはストレスにさらされ、欠乏マインドセットや生存モードに振れることもあるが、それに早く気づいてバランスの回復に努めるほど、最悪のパターンに陥るのを回避しやすくなる。

また、そうした最悪のパターンがどんなときに起こりやすいのか、直観的にわかるようになる。今から思えば避けられたはずの感情の浮き沈みに、長年振り回されていたことに気づくかもしれない。あるいは反対に感情を抑圧し、すべてを理詰めで考え、直観や本心に従うことを拒絶したために、不満足な結果を招いてきたのだとわかるかもしれない。もっと良い意思決定が「できたはずだ」という意識があるのであれば、そろそろ真実を認めたほうがいい。脳を完全に解き放つには、感情のコントロールを身につけるしかない。感情の問題を理性によって乗り越えようとしてもうまくいかないが、逆の見方（自分は感情の「きまぐれ」に翻弄される犠牲者だという考え）も同じように不毛だ。感情は私たちの人格を決定づけ、この世界や人生をどのようなものとして経験するかを左右する。

新たなパラダイム

何らかの感情を無理やり抑え込んだ経験はないだろうか。反対に人間関係のトラブルに誠心誠意向き合って、解決できたことはないだろうか。セルフケア、マインドフルネス、そして第4部で紹介する実践的エクササイズを通じて、感情の「きまぐれ」を抑えられるようになれば、感情に支配されたり、恐れたり、抑圧したりするのではなく、むしろ思いどおりにコントロールし、豊かさマインドセットで生きられるようになる。

次章では心と体の関係について考え、さらに両者のつながりを強め、身体も感情もそれぞれ調和した状態にもっていく方法を学ぶ。

第7章

フィジカリティ

自分を知る

「体は心の言葉をすべて聞いている」

――ナオミ・ジャッド

心と体のつながりをよくすると、セルフケアにもさまざまな面でプラスの効果がある。体調が良く、特別な注意や手当ての必要がないのは、私たちがきちんと手入れをしているという体からのメッセージだ。身体イメージや「自分のありのままの姿に満足する」という感覚も、心と体のつながりとかかわりがある。体は健康状態を雄弁に物語る。プールで水をかく上腕三頭筋。自信に満ちて余裕があるときの顎の角度。週末には前かがみになっているが、ヨガレッスンのあとには力が抜けてくつろいでいる肩。それぞれが何かを伝えようとしている。次に紹介する「ボディスキャン」を通じて、あなたの体の声に耳を傾けてみよう。

ボディスキャン

週一回、ボディスキャンをしてみよう。そして毎回、終わったあとに感じたことを書き留めておこう。気づいたことはあっただろうか。どんな気持ちがしただろう。

・**椅子に座り、自然に背筋を伸ばそう。**両手を膝に置き、足は床につける。できれば靴を脱ぎ、床の感触を味わってほしい。足や腕は組まない。目を閉じてリラックスしよう。

・**体に意識を向けよう。**リラックスしているだろうか、緊張しているだろうか。周囲に空間はたっぷりあるのか、それとも壁や人に囲まれていたり、衣服にぴったり包まれているのか。座りながら、体の重み、椅子や床にもたれかかっている感覚を味わう。足やおしりが触れている床や座面に、重みがかかるのを感じよう。

・**何度か深呼吸をしよう。**ゆっくり四つ数えながら息を吸い、さらにゆっくりと吐き出す。息を吸い込むたびに酸素が体を満たして元気になること、吐き出すたびにリラックスしていくのを感じよう。

・**床に着いている足を意識しよう。**床の感触に集中しよう。重みや圧力、振動、温度を感じよう。爪先を伸ばしてみよう。それから徐々に体の上のほうに意識を戻していき、椅子の上にかかる足の圧、脈動、重さや軽さを感じよう。

・**背もたれによりかかった背中を意識する。**脊柱の一番下から中央まで、頭のなかでたどっていこう。

・**続いておなかまわりを意識する。**おなかがはったり、緊張していたら、緩めよう。ゆったりと呼吸しよう。

・**手に意識を集中する。**手は緊張したり、握りしめたりしていないか。力を抜いて、指の一本一本を区別し、感じられるか試してみよう。

・**腕を感じよう。**腕にはどんな感覚があるだろうか。肩の力を抜こう。無理に下げる必要はない。

・**意識を首と喉まで上げていこう。**わずかに顎を引き、脊柱を伸ばそう。リラックスし、顎の力を抜こう。舌が口蓋にくっついていたら、そっと離そう。顔と顔の筋肉、さらには眼球まで力を抜いてゆったりしよう。

・**頭のてっぺんに意識を向けよう。**頭の力を抜き、頭のてっぺんから脊柱の一番下まで長い線でつながっている感覚を味わう。その感覚を体全体に広げよう。そして互いに結びつき、統合された体が息づいているのを感じよう。

・**深呼吸をしよう。**ゆっくり三つ数え、それから目を開けよう。

感じたことを書き出してみよう。緊張していた部分はあっただろうか。体の片側が反対側よりもリラックスしてはいなかったか。意識してリラックスしようとしたとき、体の力を抜くことはできただろうか。

インテロセプション

私たちが身のまわりの世界を知覚するのに使う五感は、誰もが知っている。視覚、聴覚、味覚、嗅覚、触覚だ。一方「インテロセプション（内的感覚）」はそれほど知られていないが、自分の体内で何が起きているかを感じ、理解するための感覚である。体の状態を知り、空腹、喉の渇き、体温、心拍、おなかの調子など、体の発するさまざまなシグナルに対処するのに役立つ。

インテロセプションがうまく機能しない子供は、自分が空腹なのか、暑いのか寒いのか、喉が渇いているのかよくわからない。改めて、あなたは食事が終わる頃になるとなぜ満腹だとわかるのか、どうしてトイレに行くべきタイミングがわかるのか、考えてみよう。たいていの人はこうしたシグナルを正確に理解できるが、意識せずに対応しているケースはたくさんある。身近な例を二つ挙げれば、職場でエネルギーが切れそうになったときに休憩をとる、恋人とケンカになったとき、怒鳴ったりとんでもないことを言ってしまわないようにいったん部屋を出る、というのもインテロセプションの働きだ。

どのような人生を送ってきたかが、インテロセプションの働きに影響を及ぼす。性欲や食欲の減退といった体の発するシグナルを正確に受容できるかは、成長の過程で自分のなかのさまざまな感情に目をとめることを学んだのか、あるいは無視する習性を身につけたかによって決まる。[1] 育った家庭の健康、感情、幸福感といったものに対する姿勢が影響する。私の経験では、甘えを許さない家庭、子供が感情的反応を見せても「大丈夫よ」とか「何を言ってるの」などと取りあわない両親のもとで育った人は、体の発するサインや、体や心が弱っているシグナルに気づくのが苦手な傾向がある。体のシグナルに耳を傾けるより、他のことを優先するように育てられた人は、体と心のつながりを見いだすのに苦労するかもしれない。

体が発するシグナルに気づかず、反応できないというのは、体の中で起きていることをシャットアウトしている状態だ。脳は常に、体から脳のさまざまな領域（脳幹《のうかん》、視床、島《とう》、体性感覚皮質、前帯状皮質《ぜんたいじょうひしつ》）に伝えられるシグナルを統合している。それによって「暑い」といった単純なものから「調子がいい」「緊張している」といった漠然とした複雑なものまで、そのときの体の生理的状態を詳細に把握する。これは体温や血圧など体の状態を適切に保つのに重要なプロセスであり、さらには自己認識の改善につながる可能性もある。体のシグナルを上手に受容できるほど、脳と体のつながりは強固になるためだ。

インテロセプションのシグナルは、心臓、血液、肺、肌などと関連するさまざまな神経回路を通って脳に伝えられる（他にも胃腸系、尿生殖系、内分泌系、免疫系などの生理的システムともかかわっている）。体との調和がよく取れている人の場合、明らかな兆候が出る何日も前に、免疫系インテロセプションが風邪にかかりそうだと伝えてくる。具合が悪くなる数日前にほんのわずかな気配がして、まだ何も徴候はないのに体調を崩すのがわかる、ということはないだろうか。かつては純粋な直観だと思われていたが、今ではインテロセプションの働きだということがわかっている。体はさまざまな微細なシグナルを発し、免疫系が弱っていることを伝えてくる。たとえば脈拍がごくわずかに高まっている、頭がぼんやりする、あるいは喉の奥がヒリヒリする、といったことだ。脳はそのすべてを認識し、まずいことになりそうだとそれとなく警告を発する。それに応じて少し多めにサプリメントを飲んだり、水分を多く摂ったり、早く寝たりするか、あるいは完全に無視して無理を続けるかは、自分次第だ。

「休みになると風邪をひく」という経験のある人は多いだろう。休暇をとったら、初日にひどい風邪や胃腸炎で倒れてしまった、というケースだ。これは日ごろ体が脳に送っているメッセージを無視する、あるいは気づかないでいるという重大なサインであり、警戒を緩めたとたんに抑圧されてきた免疫系が仕返しをしているのだ。逆のパターンもある。ストレスや不安から、体には何も悪いところがないのに心因性の痛みが起こるケースだ。自分がそうかもしれないと思ったときには、私はこう自問する。「こんなふうに具合が悪く、痛みに悩まされているのは、原因があってのことかしら。それともストレスのせいかしら」と。

インテロセプションは脳と体の物理的回路を通じて伝わる。五感も目、耳、舌などと脳の視覚、聴覚、味覚を処理する領域を結ぶ神経回路に支えられているのと同じことだ。

インテロセプションは五感と比べて複雑で、謎に包まれており、今後さらなる研究によって新たな事実が明らかになるだろう。いずれにせよ脳と体のつながりや幸福感を高め、脳の力を引き出すためには、研ぎ澄ますべき感覚であるのはまちがいない(2)。ボディスキャンの習慣を身につけることが、個人的な成長に欠かせないのはこのためだ。

アンディの変身

私のクライアントだったアンディは三六歳で、メディア産業で働いていた。肺炎の発作を起こしたあと、ぜんそくを患い、顔は青白く、具合が悪そうだった。あるときなどビルの端から端まで歩くだけで息が切れてしまった、とこぼしていた。自社株で得た利益で郊外に夢のマイホームを買ったので、通勤には毎日三時間もかかっていた。そんな生活をもう三年も続けており、「まさに黄金の手錠だ」と自嘲気味に語っていた。どうすれば今の状況を見直す気になるのかと尋ねると、「次に入院したらかな」と言って涙を流した。

面談をしていてアンディの顔がぱっと明るくなるのは、かつて趣味にしていた長距離自転車競技の話題になるときだった。だが仕事が忙しく、通勤時間も長い今では、自転車に乗る時間を捻出することなど不可能だった。週末は家族と過ごす神聖な時間だったので、トレーニングのために子供を置いて何時間も自転車に乗りに行く気にはなれなかった。私はアンディに、お給料が高いのだから会社近くに小さな部屋を借りて、平日はそこから通勤したらどうかと提案した。だがアンディは即座に、妻や幼い子供たちとずっと離れているのは無理だと否定した。

その六週間後、再びアンディに会うと、まるで別人になっていた。顔色が良くなり、弾むような足取りで、穏やかな雰囲気になっていた。変化の理由を尋ねると、前回の面談の夜、私からの提案を妻に伝えたのだという。すると妻はその場で、ロンドンにアパートを借りるべきだ、家のことは私がなんとかするからと訴えたという。

時間に余裕ができたので、仕事をしっかり管理し、毎週金曜日には早く職場を出られるようにしたんだ、とアンディは言った。毎朝出勤前には、自転車でかなりの距離を走るようにもなった。瞑想も再開したという。一八歳のときに一年間インドで暮らしたことがあり、私も知らなかったさまざまな瞑想の方法を知っていた。アンディは体と心のつながりを取り戻した。そして「人生はこうあるべきだ」という固定観念を捨て、「自分にとって本当に大切なこと」に沿って生きるようになった。ようやく体の声に耳を傾けるようになったことで、健康と生への情熱を取り戻したのだ。

体の「メッセージ」を聞く

では、どうすればインテロセプションを磨くことができるのか。努力すれば良くなるものなのか、それとも生まれつきのものなのか。ヨガや体からのバイオフィードバックを必要とするスポーツをやっていない人には、インテロセプションはなかなか理解しづらい概念だ。自分の体をしっかり意識できている人ほどインテロセプションは鋭敏だが、鍛えることももちろん可能である。

道を歩いていても、細かな情報は目に入っていないということはよくある。何年もよく歩いている場所でも、特別注意して周囲を見ているのでなければ、頭のなかで詳細に再現するのは難しい。インテロセプションについても、まったく同じことが言える。まぶたがピクピクする、足がムズムズする、おなかがゴロゴロするといった感覚を無視するのではなく、それが何を意味するのか興味を持つようにしよう。科学的に説明できるものもあるだろう。たとえば筋肉のけいれんや片頭痛はマグネシウム不足と関係がある。一方、自分しかわからない理由で発生しているものもあり、それは自分で解明するしかない。私の友人は「口内炎ができると、『ちょっと頑張りすぎたから、体に栄養が不足しているんだ』とわかる」と言っていたが、私もまさにそうだ。「ストレスがたまると、その毒素が固まって肩にしこりができる」というところの言葉にも深く頷いた。

私自身、体のメッセージを聞こうと意識的に努力してきた。おかげでずいぶん上達したと思う。今では体のひそかなメッセージを解読し、風邪をひきそうなときはたいてい何日も前にわかる。体の調子がどこかおかしいと、はっきり感じるのだ。喉が少しひりつく、耳にわずかな痛みがあるというときには、マヌカハニーとレモンとショウガを入れた温かい飲み物をたっぷり飲み、早くベッドに入る。そしてヨガをして、神経内分泌系のバランスを整え、疲れたときに免疫力が弱まる原因となる副腎の働きを回復させる。こんな具合に対処することで、たいていは風邪を未然に防ぐことができる。

自分の体を知り、その情報を脳に伝え、良い選択につなげる能力は万人に備わっている、と私は思う。シーフードを食べたときに唇がヒリヒリするのは甲殻類アレルギーの徴候かもしれないし、ピザを食べると膨満感が出るのは小麦やグルテンへの耐性がないためかもしれない。あなたにとってストレス、不調、元気がないときのサインはどんなものだろうか。それがわかっていれば、早めにセルフケアの手を打つようになり、また体がストップサインを出しているときには無理をしないようになる。

心理的要因で具合が悪くなることは誰にでもあるので、その理由が何なのか、どうすればうまく対処できるかを知っておくのは重要なことだ。ただ自分の体を探ってみると、身体的な根本原因やホルモンバランスの崩れに気づき、自分で治せることもある。血糖値が低下して判断が鈍ったときにはおやつをつまむなど簡単に解決できるものもあれば、ビタミン欠乏症やもっと重大な健康リスクを未然に防げるケースもある。

ヤスミンのケース——どこかおかしい

小売店の販売員をしていたヤスミンは、癌のセルフチェックに関するテレビ番組を見て、「体からのメッセージにもっと耳を傾けて」という私のアドバイスを思い出した。癌性のほくろに気づいたのは、そのおかげだという。

早期発見できて幸運だったが、これをきっかけにヤスミンは脳と体のつながりを理解する必要性を痛感した。食生活を変え、運動量を増やし、生活のなかにマインドフルネスを取り入れるようになり、それが体重の減少、精神的安定、新しいことに挑戦する意欲など好ましい変化をもたらした。この経験を通じて、セルフケアや体からのシグナルに対する認識は劇的に変わった。

命にかかわるような症状が現れるまで、手をこまねいている必要はない。今すぐ体に注意を払うと決めよう。本章で紹介したボディスキャンはその第一歩にぴったりだ。「食事・気分・おなか日記」を始めるのもいいだろう。これから一週間、毎日何を食べたか、どんな気分か（一から五までの五段階評価で）、何回お通じがあったかを記録するのだ。簡単な作業だが、あなたの身体の状態について、また体を元気づける要素、元気を削ぐ要素について、驚くほどたくさんの気づきがあるはずだ。

感情を知る手がかり

インテロセプションは主に身体的な自己認識とかかわっている（インテロセプションの話題になると真っ先に浮かんでくるのは、長引く胸の痛みを意識的に無視して、ストレスいっぱいの不健康な生活を続けていた過去のクライアントたちだ）。ただそれと同時に、感情的な自己認識ともかかわりがある。そもそも体に表れるさまざまな徴候は、心の状態を最も的確に（そして最も早く）伝えるシグナルであることが多い。知的思考や論理が介入あるいは解釈するのは、ずっと後のことだ。

「自分の感情がわからない」という人は、私生活でも職場でも多種多様な人間関係のトラブルを抱えがちだ。頭痛がしても無視して仕事を続ける、同僚や配偶者を傷つけてもまったく気づかないといったことは、このタイプの特徴だ。自分の痛みや悲しみを完全にブロックすると同時に、大切な家族や友人を含めた他者の感情を害するような行動をとる。否認、さりげない攻撃、ブラックユーモア、現実逃避的な中毒などだ。研究では、身体的痛みの許容度と、ストレス感情への耐性には相関があることがわかっている。種々の痛みの閾値《いきち》は互いに結びついており、これは幅広い分野に通じる。(3) 打撲や擦り傷を負ったときの自分の反応について、あるいは鍼《はり》治療への反応について、考えてみたことがあるだろうか。それはストレスや落胆に対してどれだけ我慢強いか、敏感かといったことと関係しているのではないか。

自分の気持ちをはっきり言うこと、自分が何を感じ、考え、望んでいるかを理解すること、それを言葉にすることを難しいと思った経験は誰にでもあるだろう。「私の言うことはどうせ聞いてもらえない」という人は多い。こういう人に限って、意見対立や難しい話し合いをなんとか避けようとする。「健全な対立」は往々にして、事態が必要以上に悪化し、こじれる前に解決するのに役立つことを知らないのだ。あなたの人生において積極的に声をあげるべき分野、誤解を解くべき関係はないだろうか。行動を起こしたら、あるいは起こさなければ、どんな結果になりそうか自問してみよう。

次章に向けて

脳と体のつながりが有効に機能していることが、脳の実行機能(高次の思考)にも重要だというのは、科学界のコンセンサスになりつつある。これに説得力があるのは、インテロセプションがそのときどきの私たちの気分を全体としてとらえるには、さまざまな知覚を統合する必要があるからだ。インテロセプションの感度が高いことは、心と体の健康と相関があることが明らかになっている。二〇一七年のある研究は、マインドフルなモノの見方を自然と身につけている人と、インテロセプションが高い人の健康度には、多くの共通点が見られると結論づけている。(4) インテロセプションは自己認識、身体のレジリエンス、エネルギーを支える要因だという考え方は、急速に広がっている。

私が提唱する「軽やかな脳のモデル」では、すべての神経回路に十分なエネルギーが行きわたることが前提となっている。自らの状態を認識して感情をコントロールすること、疲れて注意散漫になったときでもモチベーションを維持すること、誰を信じればいいかわからないときに直観を働かせること、マンネリ化を脱するために独創的な思考をすること、そして困難な状況においても人生の目標を堅持すること。そのすべてにエネルギーが必要だ。それは身体から始まる。心と体のエネルギーがともに充実している日には、寝不足やきちんと食事もとれないような日にはおよそ無理だと思えるようなことまで達成できてしまう。

自分の体の状態を無視したことが、裏目に出てしまった経験はないだろうか。最近、自分の心と体をしっかりとケアしたのは、いつのことだろう。どれくらいの頻度でそのようなケアをしているだろうか。

次章では感情とフィジカリティを結びつけ、直観、すなわち脳の原始的領域やニューロンに宿る知恵を生かす方法を見ていく。

第８章

直観

本能を信じる

「言葉を使わない声がある。耳をすませ」

——ルーミー

あなたは直観を大切にしているだろうか。直観に注意を払っているだろうか、それとも嫌な予感がしてもかまわず突き進んでいるだろうか。「勘」は大切なものだと考えているだろうか。ビジネスに関する場で直観の重要性を話すと、たいてい怪訝《けげん》な顔をされる。「不合理」なものだと思われているからだ。しかし直観は、優れた意思決定や自己認識のカギとなる。本章では、より良い人生を生きるために直観を磨く重要性と、健康な腸内環境がどれほどポジティブ思考に役立つかを見ていく。

腸と脳はつながっている

今年の初め、私はかつてのクライアントとランチをした。彼と会うのは何年かぶりで、そのあいだに私は今の夫と出会い、再婚していた。「何があったんだい？　またキラキラした君に戻ったね」と彼は言った。どういう意味かと尋ねると、六年ほど前に一緒に働いていたときには、あまり調子が良さそうではなかったから、と言う。「あのときの君は六〇％出力みたいだったけれど、今はパワー全開という感じだ」。

一緒に働いていたときにプライベートの話をしたことはなかったので、これはあくまでも彼の直観だった。「まさにそのとおりよ」と私は答えた。あのころは私生活が大変だったの、と。外見にそれが出ていたとは思わないが、エネルギーレベルは明らかに違ったようだ。

私たちはこんな具合に、いつもお互いに対して「勘」を働かせている。直観は、意識的思考にはとらえられないエネルギーに反応し、私たちが真実を「感じとる」のに役立つ。

勘（あるいは本能）と腸は英語では同じ「gut」だが、最近はこの腸を「第二の脳」と呼ぶ動きが広がっている。これは誤解を招く不適切な表現だ。腸は第二の脳ではない。腸には自律神経系の大きな柱の一つである腸神経系が含まれており、無意識のうちに動いている（脳の意識的介入がなくても肺が呼吸し、心臓が脈打つのと同じだ）。

腸は独立したシステムだが、孤立はしておらず、さまざまなかたちで脳と結びついている。身近な人々についての「内なる声」のささやきは、その働きの一つだ。

「本能」を科学的に解明する

腸と脳のつながりについては、一九世紀半ばから科学的研究が始まり、多くの議論を巻き起こしてきた。神経生物学の研究からは、腸壁に内在する何百万個ものニューロンを包んだ鞘《さや》と、意思決定に重要な役割を果たす大脳辺縁系《へんえんけい》を結ぶ、複雑なコミュニケーション・システムがあることが明らかになった。[1] スキャンしてみると、こうした回路がはっきりと見える。すでに見てきたとおり、大脳辺縁系は感情を経験し、表現する役割を担っている。習慣や行動パターンが保管される場所でもある。つまり腸と脳をつなぐシステムは、消化系の働きをつかさどるだけでなく、モチベーションや私たちの内部に備わった知恵を引き出すといった複雑な脳の働きともかかわっているのだ。

この感情を伝える回路と並んで重要なのが、腸の健康だ。正しい食生活やサプリの摂取、ストレス・マネジメントといったセルフケアは、いずれも消化系の健康に影響を与えるが、それは同時に直観にも影響する。たとえば質の高いプロバイオティクス（乳酸菌・ビフィズス菌など健康に有益な働きをする細菌）を一カ月間摂取し、腸内微生物叢《そう》のバランスを回復させるといった簡単な方法で、マイナス思考を抑えられるというエビデンスが出ている。オランダで行なわれた研究では、プロバイオティクスを補うサプリには、気分の落ち込みへの「認知的反応度」を抑制する効果があることがわかった。[2]

私は出張にはいつもプロバイオティクスを持っていく。腸内微生物叢は時差ボケにも影響を受けるからだ。簡単にできることで、しかも豊かさマインドセットを維持しやすいという利点もある。風邪をひいたり、どこかに痛みがあると思考が鈍ったり集中できなくなったりするのと同じで、腸が疲れていたり炎症があったりして調子が悪いと、直観が鈍る。あなた自身、それを実感したことはないだろうか。あなたは積極的に腸の健康維持に努めているだろうか。今は何もしていないという人でも、ちょっとした心がけで大きな改善が見込める。赤い肉（牛、豚、ラム肉など）、加工食品、糖分の多い食品を控えると、腸の炎症が抑えられる。グルテンや乳糖の不耐性（過敏症）がないか確認し、ケフィア、ザワークラウト、キムチなどプロバイオティクス食品を摂取しよう。プロバイオティクスのサプリを摂るのも効果的だ。

質の高いプロバイオティクスをこれから一カ月間、毎日摂取してみよう。高品質のブランドには、善玉菌が五〇〇〇万個以上含まれているはずだ（ヨーグルトドリンクより液状あるいはカプセルタイプのもののほうが、小腸に届きやすく胃酸によって破壊されないので、ずっと好ましい）。プロバイオティクスの摂取が思考の質にどのような影響を与えるか、注目してみよう。

いまや科学的に確かだと言えることが一つある。腸と脳のつながりは、「第六感」などといったとらえどころのないものではない。直観を否定しようとする懐疑的なクライアントには、私はここに挙げたような科学的な研究成果を示す。そうすると腸と脳のつながりを良くして、内なる声をしっかり聞けるように、できることはどんどんやったほうがいいとわかる。こういう人たちは、無理な出張、乱れた食生活、運動不足や脱水症などが原因で、消化器に問題を抱えているケースが多い。まともなセルフケアをしていないのに、自分の心身が十分に油を差した機械のように完璧に機能すると思いこんでいる。こういうタイプのクライアントに対して私が最初に試みるのは、彼らは自分自身を不当に扱っていること、そしてこのような身体的ネグレクトは神経生物学的に深刻な悪影響を引き起こすことを理解してもらうことだ。

腸の微生物叢が免疫系とつながりがあることを示す研究成果も増えている。骨髄で作られる免疫細胞の質は、腸内の細菌の質と多様性と関連がある。(3) この点についてはまだ解明すべきことが多く残っているが、免疫、レジリエンス、そして最適な脳のパフォーマンスの相互関連性を解き明かすうえでカギとなりそうな、とても胸の躍る研究分野だ。

腸と気分

腸と脳に関する注目すべき重要な事実はほかにもある。腸はさまざまな神経伝達物質を作っている。主に脳で使われるセロトニンの実に九〇％は、腸で作られている。セロトニンはさまざまな働きをする。脳内では気分をコントロールする「幸せ」ホルモンとして、そして腸では傍《ぼう》分泌シグナル分子として、周囲の細胞の変化を引き起こす。これはインシュリン分泌のコントロールと関係があり、体重増加に影響を与えることがわかっている。十分な運動をすることやバランスの良い食生活などのセルフケアは、腸の正常なセロトニン分泌（それがもたらす良い気分）と結びついている。

セルフケアはストレスの徴候を察知し、コントロールするうえでも重要だ。研究では、脳は常にストレスレベルを腸に伝達することがわかっている。[4]脳はストレスを受けると、交感神経線維を通じて腸にそれを知らせる。腸は血液供給を減らし、消化に使うエネルギーを抑えることでそれに対応する。ストレスが恒常化すると腸に負荷がかかり、食欲減退、膨満感、下痢、便秘、あるいはさらに深刻なものなど、さまざまな症状が出てくる。次第に腸壁が弱まり、免疫細胞が大量のシグナル物質を分泌し、それが体や脳のストレス許容度を下げていく。こうしてネガティブな感情がずっと続くようになる。腸の調子が悪いと、ストレスの原因が消えた後も長々とその影響を感じることになる。

こうしたメカニズムを理解し、悪い徴候に注意を払えば、ストレスレベルをコントロールし、免疫機能を最適な状態に保ち、直観を研ぎ澄ますことができる。たとえば仕事で大変なプロジェクトが終わったとき、あるいはプライベートで大勢の人と会って消耗したあとには、休息して元気を回復させることを心がけよう。もっと深刻なケースでは、頭痛を心因性のものだと決めつけて放置していると、脳の損傷を見逃すこともある。

ジャクリーンのケース——忘れられない教訓

ある症状が心因性と思われるからといって、身体的原因を考慮せずに診断を下すのはきわめて危険だ。私は医師として、それを肝に銘じている。バミューダで精神科医として働いていたとき、ジャクリーンという若い女性の新患を診《み》たことがある。心理学を学んでいるという友人が付き添っていた。ジャクリーンは数週間前から、人格が大きく変わってしまったという。もともとは内気で内向的なタイプだったのが、泣いたり相手にきつくあたったりと、激しい感情や普段とは違うふるまいを見せるようになっていた。友人がジャクリーンをすぐに精神科に入院させてくれ、と強硬に主張したことに私は驚いた。前にもそう頼んだのに断られ、家族も友人たちもジャクリーンの扱いに困っていたのだ。だが何か変だ、と思った私は、精神科には入院させられない、救急科にもう一度行ってほしい、と説明した。二人はひどく不満げに診察室を出ていった。

それから二時間後、私は救急科から電話を受けた。救急科のスタッフはとても忙しく、報告の電話をかけてくることなどめったになかったので、おそらくやはり精神科に引き取れという要請だろうと思った。だが違った。実はジャクリーンはその三週間前に頭にちょっとしたケガをしていたのだ。このため頭蓋骨内部に血液が貯留し、脳を圧迫していたのだ（硬膜《こうまく》下血腫《かけつしゅ》）。それが人格変化の原因だった。私がジャクリーンを精神科に入院させ、彼女が脳スキャンを受けることがなかったら、まもなく死亡していただろう、と救急科の医師は言った。あの電話は忘れられない。

あなたにも直観が警告を発していたのに、無視してしまったという経験がないだろうか。反対にとびきりいい予感がして、それに従ったことはないか。全体として、自分の判断を信じるケースと、周囲のアドバイスを求めたり、考えがまとまらずに思い悩んだりするケースと、どちらが多いだろうか。

体の声に耳を傾け、直観を信じるというのは、自分自身の健康に限ったことではない。ジャクリーンの友人も私も、絶対に何かおかしいと本能的に感じていた。子供がいる人なら、よくわかる感覚だろう。子供がいなくても、自分自身について感じたことがあるかもしれない。そんな経験がなくても、自分のなかにそういう力が眠っていることを知ってほしい。それを育《はぐく》み、信じよう。その効果は絶大だ。

第９章

モチベーション

レジリエンスを身につけ、目標を達成する

「生きる理由がある者は、たいていのことには耐えられる」

——ニーチェ

睡眠欲、食欲、性欲は人間の基本的欲求だ。それに加えて、他者への奉仕、知的挑戦、経済的成功、イノベーションなど、人それぞれに固有のモチベーター（動機づけ）がある。マイナスのモチベーターもある。不安、復讐、怒り、中毒などだ。自覚しているものもあれば、いつの間にか心に忍び込んだ無自覚のものもある。たとえば捨てられる恐怖、完璧へのこだわりだ。

モチベーションは諦めたくなるような状況でも、頑張りつづける原動力となる。一方レジリエンスは逆境から立ち直り、次に同じようなことが起きたときにより良く対処できるようにする能力であり、モチベーションを支えるものだ。明確な「目的」があると、希望に至る途上に障害があっても、柔軟に対処しようとする。モチベーションのある人間は敗北主義には陥らない。だから脳の力を最大化し、脳のレジリエンスを鍛えようと本気で思うなら、自分自身のモチベーターを理解することが重要だ。

長寿の秘密は「目的」

沖縄は長寿で有名だ。科学者は健康で長生きの理由を解明するため、そのライフスタイルを研究してきた。そこでわかったのは、沖縄の人々は強い「生きがい」を感じているということだ。つまり目的意識、生きる「理由」である[1]。

強い生きがいの有無は、幸福感と相関がある。目的が生きる指針となり、特定の成果を手に入れたいという願望から粘り強さが生まれる。これは複雑な無意識の脳の働きで、生存とかかわりが深く、身を滅ぼすような悪弊や中毒に陥るのを防ぐ。テキストメッセージが届いたという合図の音から、アルコール中毒や摂食障害などの深刻なものまで、目標達成を阻害する要因が身のまわりにあふれている今日《こんにち》、これは特に重要だ。目的意識がはっきりしているほど、その目的に向かって前進する喜びが、脳へのあらゆる阻害要因を駆逐する。

すべての土台となるしっかりとした目的があれば、小さな目標の達成に苦労しているときも大局を見失わずに済む。これはすばらしい武器となる。強い目的意識がある人は、たいてい情熱家だ。スティーブ・ジョブズの「情熱を追い求めれば、必ず成功する」という言葉を初めて聞いたとき、私は成功者だからそんなことが言えるのだ、と思った。しかしキャリアチェンジをしたとき、それは真実だとはっきりわかった。

今では志《こころざし》のある若者たちに、大学で何を学んだらいいか、どんな仕事に就いたらいいかと聞かれたとき、これに勝るアドバイスはないと思っている。壁に突き当たったとき、頑張る原動力となるのは情熱だからだ。情熱を追い求めるのは、内なる目的意識を表現することにほかならない。自分の根幹を成す情熱とは無関係に、お金や物質的豊かさを求めるのは大きなまちがいだ。人生の危機に直面したとき、実はそれまでやってきた仕事はまったく好きではなく、ただ生活水準を下げないためにしがみついていたのだという事実に初めて気づく人を、私はたくさん見てきた。これは持続可能な生き方とは言えない。というのも生きる意義や目的を感じられないと、やがてそれが身体的、精神的、あるいは感情的問題となって顕在化し、バーンアウト（燃え尽き）につながることもあるためだ。

これまで私が会ったなかで、とりわけモチベーションとレジリエンスが高い人の多くは、子供時代にトラウマを経験し、乗り越えた経験がある。私自身、打ちのめされそうになると、困難を乗り越えてきた著名人の例を思い起こし、自分の悩みなどちっぽけなものだと思い返す。たとえばネルソン・マンデラやナチスによるユダヤ人迫害を生き延びたヴィクトール・フランクルなどだ。方向性を見失った、あるいはトンネルの先に光が見えないと感じたときにマンデラの著書や講演を読むと、気持ちがぐっと楽になる。前向きな感情を抱くために、自分のなかの負の感情を捨て去る、という言葉がある。

自由へとつながる門に向かう扉をくぐるとき、恨みや憎しみをそこに置いていかなければ、囚われの身であるのと変わらない、と私は考えていた。

トラウマを克服した経験と強靭なレジリエンスに関連があるのは、偶然ではないと私は思う。幼いときに命にかかわる試練を生き延びると（親との死別や離婚、住み慣れた土地を追われたり友人や家族と引き離されたりすることなど）、人生でどんな予想外の困難に見舞われても屈しない、という強い決意が備わるのではないか。

失敗（あるいは「可能性」）を豊かさマインドセットや神経可塑性《かそせい》の視点からとらえなおして見ると、私たちにその責任を引き受け、将来の糧《かて》とする決意さえあれば、それがまちがいなく自分を強くするものだとわかる。脳の力を損なうどころか、さらに強化するのである。言い古された言葉に思えるかもしれないが、それは紛れもない真実である。

自分の土台となるモチベーターを理解するには、まず自分自身に対してとことん正直になる必要がある。私たちが本当に人生に求めているものはなにか、そしてなぜそれを求めるのか。この問いを種のように脳にまき、それが芽吹くのを待とう。知らぬ間に脳のなかでさまざまなことが起き、第13章でアクションボードを作成するのに役立つものが生まれているはずだ。自分一人では難しいと感じたら、コーチングを受けたり、ワークショップやリトリート（宿泊型セミナー）に参加してみるのも手だ。

モチベーションの増減

モチベーションを失うのがどのようなものか、私は経験から知っている。医師時代の最後の頃、まさにそういう状態だった。モチベーションは下がり続け、仕事を変えるべきだという意識が芽生えた。私は疲弊し、この仕事を続けていたら自分が自分ではなくなるような気がしていた。その気持ちは、私のなかで徐々に膨らんでいった。最初は医者によくあることだと自分に言い聞かせていた。周りを見渡すと、誰もが働きすぎで疲労困憊していた。だが次第に、それだけじゃない、という直観が強まっていった。

インテロセプションの働きによって、体がガス欠になっているサインに気づくことができた。私はいつも疲れていて、自分の役割を果たさない同僚に憤慨し、知的刺激に飢えていた。さらに一〇年後、二〇年後に精神科医として働いている自分がまったくイメージできなかった。そういう姿を想像できなかったし、そんな未来を望んでもいなかった。創造力、好奇心、自律性といった私にとって重要な、そもそも精神医学に魅力を感じる理由となった要素が、すでにそこには欠けている気がした。

ようやくコーチとして再出発することを決めたとき、それがリスクの高い決断であることはわかっていた（友人や家族のなかには、理解しがたい無謀な挑戦と見る人もいた）。それでも私は新しい目標に強い意欲を感じていて、正しい決断を下したという自信があった。何かに対してこれほどモチベーションを感じたことはなかった。だがコーチングの講座を受けているときにはかなり自信をなくした（周囲は経験豊富なビジネスマンばかりで、自分がとても場違いな気がしていた）。絶対に成功してみせると思っていたが、とても大変だった。中間テストで担当教員のジェーンと面談したときには、泣きだしてしまった。キャリアチェンジに対する意気込みがあまりにも強すぎ、どうしてもうまくやりたかったからだ。ジェーンには絶対うまくいかない、医療の道に戻ったほうがいい、と勧められると思っていた。だがジェーンは辛抱強く最後まで私の話を聞き、こう言った。「タラ、あなたには本当に良くやっていると伝えようとしているのに、私の話はあなたの耳には届かないみたいね」。その後、私がコーチとして活動しはじめてからも、ジェーンはこう言ってくれた。「世の中には、ずば抜けた意欲と熱意を持つ人たちがいる。あなたはそのうちの一人よ」と。

以前は「良い医者になるよ」とよく言われたので、こういう言葉をかけられるのにはある意味慣れていたが、このときは謙虚なふりをしてジェーンの褒め言葉を受け流すのではなく、真摯《しんし》に受け止め、そこから何かを学び、生かすことにした。なんとか足を引っ張ってやろうとするネガティブな心の声ではなく、ジェーンの言葉に耳を傾けることを選んだのだ。私のなかには絶対ぐらついたりしないという決意と、成功することへの強い意欲があった。逆境が好ましい影響をもたらすこともある、という心理学理論を思い出した。最初に自分は劣っていると思うことによって、必死に努力し、その結果高い能力を身につけるといったケースだ。何か大きな力が働いていることを謙虚に受け入れ、その力をうまく生かせば、理想の未来を生み出せると信じることにした。

このときの私の意欲と熱意は、プラスとマイナスの感情が交錯する場所で生まれていた。コーチという仕事が大好きだったから、そして医学の専門知識がコーチの仕事に生きると信じていたので、絶対に成功しようと思っていた。一方、病院勤務の医者という立場から逃れるためにキャリアを変えたいという思いもあった。

プラスとマイナスのモチベーターが交錯する例はほかにもある。今のパートナーと一緒にいると辛く、自分らしくいられないという思いと、幸せな未来を手に入れたい、同じ価値観と志を抱く相手を見つけたいという前向きな思いから、別れを決意すること。長期休暇をとりアパートを人に貸して旅に出るのも、現実逃避の面と（仕事が嫌いで、恋人との関係もうまくいっていない）、人生を変えるような冒険によって新たな視点を手に入れたいという前向きな意欲の両面があるかもしれない。休暇前にスポーツジム通いに俄然熱が入るのも、プラスとマイナスのモチベーターがまじりあった例と言えよう（水着姿を見られる不安と、自信を感じたいという願望）。

ただマイナスのモチベーターのなかには、早い段階で芽を摘《つ》んでおくべきものもある。日常生活のなかで自分を消耗させる要因を特定したり、誰か、あるいは何らかの活動によってエネルギーが減退したときにそれに気づいたりといったことが、目標を見失わず、身を滅ぼすような習慣を避けるのに役立つ。

マイナス・モチベーターに注意する

不安、嫌悪、恥といった生存にかかわる強い感情は、それ自体が強力なモチベーターとなることがある。脳は生き延びることを最大の目的としているからだ。これも私たち人間が洞窟で暮らしていた時代の行動様式から脱却し、現代社会で生き延びるのに役立つ行動様式へと進化できていない例と言える。恥や悲しみといった感情の影響は、そうと気づかないことがある。脳がそれを前向きな選択であるかのように「お化粧」するからだ。たとえば破綻《はたん》した結婚生活を続けようと自分に言い聞かせるのは、さまざまな理由からそれが「正しいこと」だと思っているためかもしれない。しかし本当の理由は、不安や恥といったモチベーターが作用しているためではないか。単に一人になりたくないだけなのだ。同じことが、すでに自分の野心とは釣り合わなくなった仕事や、もはや一緒にいても楽しくない友人との関係についても言える。

マイナス・モチベーターは、少し気持ちが落ち込んだときに忍び込んでくることが多い。状況が厳しくなり、目標達成にまったく近づいていないような気になったときだ。積極的な努力を妨害するために、無意識のレベルで作用していることもある。自分自身を知り、直観を信じ、感情コントロールを身につけ、優れた判断力を発揮することで、マイナス・モチベーターが作動したときには察知し、それを乗り越えてより良い未来を生み出せるようになる。

リーのケース――集中を妨げる原因を取り除く

リーは二〇代後半の映画監督だ。完全に行き詰ってしまった、と言って私のところに相談に来た。あるプロジェクトが失敗したことで、壁に突き当たったという。立ち直り、良い作品を創ろうというモチベーションを回復させなければいけないことはわかっていたが、失敗に打ちのめされていた。とにかく何事にも集中できないという。私はリーに、注意散漫になる原因やモチベーションを削ぐ要因と、どんなときに本当にモチベーションをかきたてられるかを、それぞれリストアップしてみることを勧めた。それから一週間、ノートをつけたところ、次のようなマイナス・モチベーターのリストができあがった。

・ソーシャルメディアをチェックして、自分と他の映画監督を比較する。
・自分のソーシャルメディア・フィードをぼんやりスクロールしながら、楽しかった頃の思い出にふける。
・自宅で働いていると、つい部屋の模様替えなど余計なことを始めてしまう。
・婚活サイトをブラウジングして時間を潰す。
・大好きだが、後ろ向きな話ばかりする友人につきあう。
・夜、お酒を飲みすぎる。
・どうでもいいテレビ番組を長々と観る。

一方、プラスのモチベーターのリストには次のような項目が並んだ。

・優れた新作映画を観る。
・長年付き合いのあるメンターにアドバイスを求め、一緒にコーヒーを飲む。

・瞑想。
・電子機器の通知をすべてオフにし、午前中いっぱい新しいアイデアを練る。
・美術展を見にいく。
・ジョギングをする。

集中を妨げる原因を意識し、集中力を維持するのに役立つことを再認識したリーは、生活を見直すことにした。しばらくはモチベーションが下がるたびにこのリストを見返していたが、やがて自然とモチベーターを活用し、モチベーションを下げる要因には自分なりのルールを作って歯止めをかけるようになった。まだ改善の途上だが、練習を積むたびにうまくできるようになっている、という。

ノートを開き、見開き二ページを使って同じようなリストを作成してみよう。そしてすぐに変えられる点がないか、考えてみよう。

ソーシャルメディアは刺激を与えてくれることもあれば、注意散漫の原因にもなる。私もソーシャルメディアは大好きだが、自分なりのルールは作るべきだと思っている。たとえば日中、だらだらとスマホを見る誘惑に抗《あらが》えないのであれば、特定のアプリを開きにくくするためにスマホから消去するのも手だ。タブレットにはアプリを残し、夜確認すればいい。ネットの利用時間が長すぎると、メンタルヘルスに悪影響が出ることが、多くの研究で示されている。(2) 自分自身のために、使用に制限をかけよう。あなたが目標に集中する妨げとなるものは、すべてコントロールする必要がある。

相対的に考える——モチベーションの強い味方

ストレスを感じているときには、相対的に物事をとらえ、人生を長期的な目で見るといい。現状と理想のギャップがどうにも埋めがたいものに思えるときは、特にそうだ。近親者との死別、失恋、経済的困難といった試練は、誰にでも起こりうる。それは人生の一部だ。問題を客観的な目で見て、もっと困難な状況にある人もいることを忘れずにいよう。もちろん自分よりはるかに恵まれた状況にある人はいるが、自分の抱える問題が世界最悪のものではないと思えるようにしたい（ときには世界最悪に思えるが）。たとえば本書を買うお金がある、あるいはどこかで借りられる、自分の成長に投資する時間がある、というのであれば、それだけでこの地球上の大方の人より恵まれている。すでに述べたとおり、奴隷制度、アパルトヘイト、ホロコーストなど人類史上には今日《こんにち》の私たちには想像もできないような状況を経験した人たちがいる。だから考え方次第で、私たちはたいがい自分は恵まれていると思うことができる。

私はよく、こう自問する。「これは五年後の自分にとって、どれほど重要な問題なのだろう」と。物事を相対的に見るというのは、他者の経験と比べてみるだけでなく、時間的尺度を変えてみることも意味する。私の場合この答えは（たとえそのときは重大な問題に思えることでも）たいてい「それほどでもない」か「まったく重要ではない」だ。もう一つ、相対的見方をする方法がある。その状況に直面しているのがあなたの兄弟、あるいは若いころの自分だったら、なんとアドバイスするだろうかと考えるのだ。自分とは切り離しつつ、あなたにとって大切な人と関連づけることで問題に対する見方が変わり、脳が対処しやすくなる。脳にとっての脅威は薄れるので、より良い意思決定につながりやすくなるのだ。

一方、自分が「ファースト・ワールド・プロブレム（先進国の住民特有の贅沢な悩み）」に苦しんでいることに後ろめたさを感じる人もいる。この世界には貧困ライン以下で暮らす人があまりに多いのを考えれば、なおさらだ。そんな人には、想像上の出来事とリアルな出来事への脳の感情的反応は変わらないので、どんな問題でも私たちにとってはリアルで重大な試練なのだと言ってきかせる。そして同じアドバイスを、自分自身にもすることがある。自分はスーパーウーマンのように何があろうと乗り越えなければならないのだと感じてしまったときには、自分が患者ならなんと言うだろう、と考えるのだ。「健康に問題があり、家庭にはこんな問題、職場ではあんな問題がある」と訴える患者には、「一人の人間が耐えられる試練には限界があるのよ」と言うはずだ。

相対的に問題をとらえることで、私たちは自分に少しやさしくなれる。本書で紹介する、困難に対処するための優れた戦略や積極的な方法を知っていれば、特にそうだ。

相対的視点を持つと、失敗は私たちがそこから学ばなかったときに初めて真の失敗となること、だからこそ同じパターンを繰り返さないように脳を鍛える必要があることを理解するのに役立つ。人生の荒波にもまれているような気がするときには、自分が脱皮を繰り返す蛇のようなものだと考えてみるといい。そんな苦しみを幾度となく繰り返すのかもしれないが、困難な時期を乗り越え、そこから学ぶたびに私たちは生まれ変わり、輝きを増すのだ。

行動を起こそう

バランスの良い人生を送ること、もっと健康になること、あるいはキャリアチェンジ――。あなたの目標や目的がどのようなものかは関係ない。モチベーションを強くすれば、想像を行動に変えるのに役立つ。夢を現実にしたいのであれば、何か行動を起こす必要がある。そして目標を達成するまで辛抱強く努力を続けるレジリエンス、注意散漫にならずに邁進する能力も必要だ。自分の目標は何か、その達成に何をすべきか、それを阻む障害は何か、あなたはどれだけはっきりとわかっているだろう。

可能性はふんだんにあるという豊かさマインドセットを持つこと（第一の原則）、そして自分には目標を達成する力が潜んでいると信じることは、モチベーションを強くする。心のなかでお金、愛情、成功、充実感は十分にあると信じていれば、欠乏マインドセットに縛られることはない。それはモチベーションにとってきわめて重要なことなので、ここで改めて確認しておきたい。このような視点でモノを考えると、実現可能な範囲がぐっと広がる。豊かさを実現するには、自分の人生にそれが入り込む余地をつくることが重要だ。ときとして、それには思い切った行動（仕事を辞める、パートナーと別れるなど）が必要だ。あるいは小さな変化をたくさん積み重ねることが、大きな変化につながることもある。

第 10 章

論理

優れた判断を下す

「人間が犯しうる最大の失敗は、失敗を恐れることである」
——エルバート・ハバード

かつて論理的思考は先天的なものだと思われていた。「優れた論理性」は生まれつき備わっているか、いないかのどちらかだ、と。私たちは子供時代に親や学校の先生からどの程度論理性があるかを判断され、（良くも悪くも）それをずっと信じて生きてきた。

一般的に、科学や数学に強い人は論理的・分析的であると見なされ、芸術家タイプはそうではないと見なされる。現代社会では、論理的で分析的であることはかなり過大評価され、独創的、直観的、共感力があるといったことは過小評価されている。後者は「ソフトスキル」などと呼ばれるが、精神医学の現場で、あるいはふだんの生活において、さらには社会の成功者と呼ばれる人のあいだでも、最も身につけるのが難しいとされるのがこうしたスキルである。高度で複雑なスキルであるためか、あるいは幼いころから論理的に考えろと言われて育ったためかはわからない。いずれにせよ、より良く生きるためには、自らの直観を信じ、感情をコントロールし、自分には思いどおりの未来を創り出す力があると信じることに集中したほうがいい。人工知能や機械学習の著《いちじる》しい台頭を考えれば、なおさらだ。

この本を読んでいるという事実は、あなたが論理性を十分持ち合わせていることをすでに証明している。ただ強い感情や無意識の偏見によって、その論理性にどのような歪《ゆが》みが生じる可能性があるかを知っておいて損はない。

右脳と左脳にまつわる誤解

左脳と右脳で働きが違うという通説は、長年さまざまな性格診断、自己啓発書、チームビルディング活動の前提となってきた。だがその後の科学の進歩によって、脳の仕組みに関するとらえ方は変化した。固定観念を打破し、脳を解き放つには、脳を複数の領域あるいは二つの半球に分かれたものではなく、一連のシステムとしてとらえる必要がある。

かつては論理的、分析的思考は左脳が、創造的で感情的思考は右脳が担っていると考えられていた。しかし最近の神経科学の研究では、高度な意思決定はすべて左脳と右脳の両方を使う、統合的な性質があることが明らかになっている。何かを決めようとしている人の脳スキャンからは、複雑な問題を考えているときには脳のさまざまな、一見関連のない領域で一斉に神経発火が起きている様子がわかる。あらゆる情報は前後左右、縦横無尽に流れる。軽やかで健全な脳ほど、この脳全体の連携はよく機能する。

分析的なことはすべて脳の片側、創造的なことはすべて反対側、という具合に機能が分かれているわけではない。クリエイティブな人は右脳のほう、論理的な人は左脳のほうをよく使うというのも事実ではないし、左利きの人のほうがクリエイティブである、というのも間違いだ。二〇一三年にユタ大学の研究者らが、機能MRI（酸素量から脳のさまざまな領域の活動レベルがわかる）を使って七～二九歳までの一〇〇〇人の脳を調べた研究がある。そこでは創造的思考も分析的思考も、脳のさまざまな領域のつながりによって可能になることが示された[1]。左右の脳の神経回路網（ニューラル・ネットワーク）と神経連絡はほぼ同じで、活動レベルは同等だった。

健康な脳を見られるようになったのは、比較的最近のことだ。かつては脳疾患のある患者を使った実験だけが、脳の仕組みを知る手がかりだった。一九六〇年代に行なわれた、統合失調症の治療のために脳梁《のうりょう》（脳の左右の半球をつなぐ橋）を切断された患者を対象とする実験によって、どちらの半球が言語、演算、芸術を主につかさどるかが明らかになった。こうした知見が完全に誤っていたわけではないが、健康な脳の機能MRIが可能になったことで、脳が多数のシステムやネットワーク、さまざまなつながりや発火パターンから成るダイナミックな集合体であることが明らかになった。

論理の危険

論理的に状況を見るというのは、脳に蓄積された因果の「法則」を当てはめるということだ。すべての行為には結果がある、という発想である。このような思考のメリットとして、自らの行為に責任を持つ、他者に寛容になる、自らの過ちから学ぶといったことが挙げられる。いずれも脳にとっては健全な状態だ。一方、リスク回避的になり、過度に慎重になるというデメリットもある。

一般に、論理的な意思決定は、無謀な思いつきの対極にあるものと思われている。ただこの発想に立つと、論理はリスクテイクの敵ということになる。実際には、論理はリスクをしっかり検討し、そのうえで一歩踏み出すのを後押しするものだ。論理的思考を磨くことで、取るべきリスクを見分け、安易な選択ではなく野心的な道を選び、安定と安心を犠牲にせずに成長することができる。プラスとマイナスを比較しながら重大な判断を下すときには特にこれを忘れないようにしよう。考えすぎたり検討することに疲れたりして、身動きが取れなくなることもある。一般的に、ひとたび判断を下してしまうと、それまで思っていたほど悪くはないと思えるものだ。大切なのは判断を下し、それがうまくいくように努力することだ。

さまざまな要素を比較評価して論理的に意思決定をするのは、複雑で高度な作業だ。非常にエネルギーを要する作業でもある。決断に至るまでの思い悩んでいるときも知的エネルギーを消耗するが、脳が最もエネルギーを使うのは決断の瞬間だというのは意外かもしれない。日々の生活のなかで不要な選択の数を減らすこと（何を着るか、食べるか、観るか、ソーシャルメディアに反応するかなど）で、もっと重大な判断のためにエネルギーを温存できるのはこのためだ。これは「選択の削減」と呼ばれ、細々としたことに脳のエネルギーを使わずに済むように、たとえば朝のルーティーンを決めてしまう、翌日着る服を夜のうちに準備しておく、といったことを指す。

論理的思考をするか否かは、状況によって異なることも頭に入れておきたい。職場やプライベートで付き合いのある人たちを思い浮かべてみよう。仕事ではすばらしい決断ができるのに、私生活ではお粗末な判断をくだしてばかりいる人はいないだろうか。悪い仲間とつきあったり、家族の難しい問題への対応を誤ったり、子供につらくあたったりといった具合に。職業人としてはすばらしいのに、家庭人としてはとんでもないという人はたくさんいる。これは優れた論理性と感情コントロールの巧《こう》拙《せつ》は、必ずしも両立しないことを示している。脳の力を最大限発揮するには、すべての神経回路をうまく働かせる必要がある。手っ取り早い近道はなく、一つの回路が強いからといって、他の回路が欠けていてもよいということにはならない。

パターン認識と脳

論理的に意思決定をするとき、脳のなかでは何が起こるのだろうか。そのプロセスにあらゆる神経回路が同じように関与し、身体的、知的、感情的、精神的に調和のとれた結論が出るのが理想的だ。ただ現実には、めったにそうはならない。異なる神経回路のあいだで見解の不一致が生じるので、リスクテイクによって悪しき影響が生じないように選択肢をフィルタリングし、重要度に応じてランク付けすることになる。

どう対応すべきかという判断を迫られると、脳のパターン認識システムが作動する。これは脳のさまざまな領域がもたらす情報を統合し、過去の同じような判断の記憶を呼び覚ます、複雑なプロセスだ。脳は目の前の状況を過去のそれと比較し、最適な対応を導き出すため、大脳皮質で選択肢を一つずつ合理的に検討していく。「入手できるデータを参考にすると、この選択は合理的だろうか」と自問するのだ。続いて、大脳辺縁系《へんえんけい》におうかがいを立てる。「これは正しいと感じられるか」と。脳の論理的思考回路は、次の一手を検討するチェスプレーヤーのように「こうしたら、どうなる？」というシナリオをいくつも検討し、想定される結果とその影響をはじき出す。

判断の参考になるように、感情的回路が価値のタグ付けをしていく。過去の（そして現在の）情報の特に注意を払うべき部分に、蛍光ペンのように印を付けていくのだ。その根拠となるのが、過去の記憶に対する感情的反応だ。何が起き、どのような結果が生じ、それに対する私たちの感情的反応はどのようなもので、それは成功と失敗のどちらにつながったのか、と。それぞれの記憶にはそのときの感情が反映されており、それが目の前の状況の論理的評価に影響を及ぼす。直観的回路の結論は、論理的結論や感情的結論と一致することもあれば、矛盾することもある。それからどの回路の結論が最もリスクが低いかを判断する。このためどんなときも「もっと良い」判断ができたのではないか、という疑問は残る。重要なのは、私たちの下す判断はどれほど論理的なものでも、必ず感情の影響を受けているということだ。

脳が感情によるタグ付けを判断の参考にするのを防ぐ手立てはない。また意思決定において感情的要素はとても重要な役割を果たす。研究では、脳の感情を理解する領域が損傷を受けると、たとえ客観的分析能力が機能していても、意思決定が遅くなったり不能になったりすることが明らかになっている。[2] これは論理的な思考回路単独では、最高の働きができないことを示している。他の回路、特に感情との連携が不可欠だ。

自らの論理的思考がうまく機能しているか、チェックする方法はある。脳全体を監視役として、「パターン認識」の妥当性を吟味するのだ。感情的タグ付けが適正か、また過去の経験をもとに導き出した推論が理にかなったものか、建設的に自問するのである。

パターン認識はうまく機能することもあれば、とんでもない過ちにつながることもある。三人の経営学者が書いた『再考せよ——優れたリーダーが判断を誤る理由とそれを防ぐ方法（*Think Again: Why Good Leaders Make Bad Decisions and How to Keep It From Happening to You*、未邦訳）』という本がある。優れた経営者が犯した八四個の判断ミスを分析したものだ。[3] ほとんどのケースで、経営者の脳が過去の同じような状況を想起し、結論に飛びついたことによって問題が生じていた。論理的結論に思えたものは、実はとんでもなく誤った思い込みに過ぎなかったのだ。

どれだけ頭脳明晰でも、包括的な視点で問題を見ることができない人はいる。原因は、自分の立場に頑《かたく》なに固執すること、感情の知能指数の低さ、あるいは無意識のバイアスが強く作用していることかもしれない。これは長年連れ添った夫婦によく見られる問題だ。たとえば離婚した夫婦で、どちらかが（あるいはお互いに）相手に強い不満を持っているが、子供のために「不愉快な」相手と連絡を取りあわなければならないケースではそれが顕著だ。特定の行動や思考にとらわれると、状況を別の視点から見ることなど不可能だと思ってしまう。自分が絶対に正しいという思い、あるいは特定の関係において自分が果たしてきた役割（「大黒柱」「子供の面倒を見る人」「ものわかりがいい人」など）に固執する。こういう状況では論理などどこかへ吹き飛んでしまい、偏見が判断の土台となる。偽りの論理が基準になる。これは「自分が何をわかっていないか、わからない」危険な状態だ。バランスを回復させるには、強い意思と感情や自己認識を正すための意識的努力が必要だが、不可能ではない。

偽りの論理に気づく

どんなに頭が良い人でも、自らの偏見を真実だと誤認し、とんでもない判断ミスをすることがある。偽りの「論理」に気づき、真実を認識する最善の策とは、どのようなものか。批判的思考のなかでもとりわけ重要なのが、自分自身に対するもの、すなわち自分自身の思考が信頼に値するか評価することだと私は思う。今起きている事態への評価に（無意識のレベルで）影響を与えている可能性がある、過去の記憶を意識的に呼び覚ますというのがその第一歩だ。それから次のように自問しながら、今とその時との比較の妥当性を考える。

・その時と今との違いは何か。
・前回起きたことに対する私の解釈は正確だろうか。
・現在の状況を、別の視点から見ることは可能だろうか。

自らの思考のバランスを回復させ、思い込みを是正しなければならない。

目の前の問題を別の視点から柔軟に、適応力を持ってとらえ直すというのは、まさに論理的思考である。論理的思考とは、さまざまな角度からモノを見ることであり、短絡的思考の対極にあるものだ。物事をこのように包括的にとらえるほど、その本質に迫ることができる。神経可塑性《かそせい》の観点から言うと、私たちは新たな状況に直面したときに他の神経回路をしっかり機能させつつ、それを阻害しないように、ほどよい論理性や合理性を身につける必要がある。

論理的思考や意思決定の回路は常に、周囲の人々、家庭生活、新たな知識など、私たちが身を置く環境に影響を受けている。それを理解すると、論理性のさじ加減は自分でコントロールできるということがわかるだろう。主に論理的思考に基づいて重大な意思決定をするとき、あなたの強み、弱みはどんなところだろうか。本書を読み、ここに書かれたさまざまなアドバイスを取り入れれば、これまでとは違うかたちで論理的思考を活用し、意思決定の質を高めることができるはずだ。ただ、その効果が持続するかは、あなたの行動、すなわち本書の提案やエクササイズを実践するかにかかっている。

第11章

クリエイティビティ
理想の未来をデザインする

「もし内なる声が『おまえに絵など描けない』と言ったら、なんとしても絵を描こう。そうすれば、その声を黙らせることができる」

——フィンセント・ファン・ゴッホ

自分の望む人生を創り出すには、ビジョンが必要だ。それは単に自分が望む現実を思い描くことではない。身のまわりで常に生まれている、理想の未来に近づくのに役立つ機会を見つけるためのビジョンでなければならない。つまりここで言うクリエイティビティとは、芸術的センスが良いとか、斬新なアイデアにあふれているといった伝統的意味ではない。脳にどのような刺激を与えるかを主体的に選び、自らの未来をデザインする能力だ。

目を凝らせば、そのような人はどこにでもいる。アイデンティティを見直し、大胆なキャリアチェンジ、イメージチェンジを果たした有名人といえば、ビクトリア・ベッカムとデビッド・ベッカム夫妻、マイリー・サイラス、マーク・ウォールバーグ、アンジェリーナ・ジョリー、リアーナ、キム・カーダシアン、ジャスティン・ティンバーレイク、アーノルド・シュワルツェネッガーなどが思い浮かぶ。さらに世界を変えた偉人にも、エイブラハム・リンカーン、ネルソン・マンデラ、ガンジー、マリー・キュリー、マザー・テレサ、マーチン・ルーサー・キング、エメリン・パンクハーストなどの例がある。

クリエイティビティとは、自由である。クリエイティビティがあれば、「力の源泉」を最大限生かして、理想の人生を創造していくことができる。他の回路を活用し、ときには驚くような使い方をしながら、引き寄せの法則とビジュアリゼーションを通じて願望を実現させていける。

クリエイティブな脳は、アイデアを斬新な方法で使いこなす。異なる考えを突き合わせ、新たな発想を生み出す。アイデアを作り変え、思いつき、改良し、考え直す。それは人間の脳特有の、比較的新しい（とはいえその歴史は古い）スーパーパワーである。脳全体で思考し、目の前の状況や問題にクリエイティブなパワーをすべて注ぎ込めば、他の人には制約しか見えないところにも可能性が見える。私があるパーティで会ったヨット競技のオリンピック・メダリストは、こう言った。「ふつうの人は海岸に立って水平線を見ると、そこが終わりだと思う。僕にとってはそこが始まりなんだ」。クリエイティビティは、新たな解釈を生み出す力を与えてくれる。

クリエイティブになるためには、自分には物事に対する独自の見方を表明する権利があるのだ、という自信を持つ必要がある。自分の発想や解釈に価値があると信じる気持ちだ。コーチングでそう言うと、たいていとんでもない話だと思われる。「私はクリエイティブじゃないから」という反応が返ってくることが多い。それを聞くたびに、もどかしく、残念な気持ちになる。私たちはクリエイティビティをきわめて狭い意味にとらえるよう刷り込まれている（たいていは芸術的センスと結びつけられている)。「論理的思考能力」と同じように、「クリエイティブな資質」も生まれつき持っているか、いないかだと思われている。私は子供時代、絵が得意ではないために、クリエイティブではないと言われた。こうした誤解の影響を受けてしまった世代がいる。

あなたが独立起業を諦めたり、特定のファッションを控えたりするのは、このためかもしれない。偉大な芸術家に関する幻想もそれを助長するが、少し調べてみれば、誰よりも成功している芸術家というのは、粘り強さ、レジリエンス、自分を信じる心によって成功を「つかんだ」ことがわかる。それに加えて、チャンスが訪れたときにそれに気づく力だ。その事実を踏まえ、クリエイティビティに関する通説を疑おう。クリエイティビティとは芸術や文化に関する才能に限られたものではなく、自らの未来を創造する能力であり、自らの人生と全力で向き合い、それをコントロールする能力である。

クリエイティビティの神経科学

神経科学者は目下、クリエイティブな人々を特徴づけるものは何か、研究を進めている。ハーバード大学の研究者は、アイデアの創出と関連する脳の結合パターンを発見した(1)。実験では、脳スキャナを取り付けた被験者に、靴下、せっけん、チューインガムの包み紙といったありふれた物の新たな用途を考えてもらった。当たり前の凡庸な用途で頭がいっぱいで、それらを排除することができなかった被験者は、足を覆う、シャボン玉、ガムを包むといった例しか挙げられなかった。一方、きわめて独創的な発想をする人々は、思考しているときに脳の三つのネットワーク(マインドワンダリング、集中的思考、選択的注意）のあいだに強い結合が見られ、水の浄化システム、封筒の密封、アンテナ線といった斬新なアイデアを生み出した。

ネガティブ・フィルタリングをやめる

マインドワンダリング、集中的思考、選択的注意は、いずれも訓練によって鍛えることができる。注意を削がれることなく思考する時間と空間を持つようにすると、新しい発想や視点が生まれることもある。これが意識的にマインドワンダリングをする効果だ。自らの願望、希望、夢を意識的に思い浮かべるようにすることで、望みどおりの結果につながるようなチャンスを脳がとらえやすくなる。これが集中的思考で、アクションボードや視覚化というツールが役立つ。私たちはすぐに役立ちそうにない発想をさっさと捨てたり、また「とんちんかん」に思える考えを無意識のうちに封じ込めたりしがちだ。しかし自らに制約を課すのをやめ、多様な思考を検討することで、行動を起こせるようになる。だからこそ選択的注意とフィルタリングのスキルを研ぎ澄ます必要がある。第9章では生きる「目的（WHY）」を持つことの重要性を見てきたが、ここでは「WHY　NOT」、つまり「なぜやらないのか」と自らに問うことの重要性を指摘したい。なぜ新しい仕事に応募しないのか？　なぜ友人が勧めてくれたデートに乗らないのか？　なぜずっとやりたかった趣味を始めないのか？　他のことを考えていたときにふと頭に浮かんだ新しいプロジェクトのアイデアを、なぜ掘り下げてみないのか？　そんな疑問を書き留めておき、何度も考えてみよう。あるいは問題を逆の視点から見てみよう。

自分が自己規制しようとしているときには敏感に気づき、捨てようとしているアイデアが実は有意義なものではないか考えてみよう。欠乏マインドセットではなく、豊かさマインドセットの視点に立つことを意識しよう。

「ラピッド・プロトタイピング（高速な試作）」という言葉がある。できるだけたくさんのアイデアを生み出し、うまくいかなかったものは「いずれもう一回試す、あるいは別のシナリオで試す」リストに載せておき、とりあえずうまくいくものが見つかるまで手を止めないという手法だ。私が起業を考えていたとき、元夫の叔父（複数の会社を起業した、とても魅力的な人物）がアドバイスをくれた。「事業のアイデアを一〇〇個、リストアップしてみなさい。リストが一〇〇個に達したら、実現可能な選択肢が一つはあるはずだ」。私が実際に一〇〇個のアイデアを思いつくまでに二年かかったが、そのときコーチングこそが医療を捨てて追い求めるべき道だ、と直観した。不安と興奮が入り混じった気持ちだったが、何よりも揺るぎない自信を感じた。自分の望む未来を生み出すために、すべてを賭けてこの挑戦を成功させるのだ、と。

ダメ出しは要らない

私の友人のなかでも特にクリエイティブな人物といえば、ゼロからブランドを立ち上げた起業家だ。常にイノベーションを試み、新たなプロジェクトを考えている。彼女のパートナーも同じだ。秘訣は何？　と尋ねると、こんなシンプルな答えが返ってきた。「わが家には、くだらないアイデアというものはないの」と。夫婦間でも子供に対しても、互いのアイデアを決して否定せず、心ゆくまで探究させせる。そうすると自然と優れたアイデアが浮かびあがってくる。（自分のものか他人のものかにかかわらず）良いアイデアを検討する前にボツにしてしまうのは、百害あって一利なしだ。

心を解き放ち、たくさんのアイデアや可能性を温めてみると、そのクリエイティビティが思わぬ恩恵をもたらす。思いがけないところに潜んでいる機会に気づくようになるのだ。賭けに出るべきタイミング、疑問を持つ、あるいは何かを探究すべきタイミングがわかるようになる。直観力が強まり、それまでは見過ごしていたような可能性を認識できるような柔軟な発想が身につく。

作家カート・ヴォネガットがこう書いている。

われわれは絶えず崖から飛び降り、落下していくなかで翼を鍛えなければならない。

これはクリエイティビティの本質を表している。クリエイティビティとは、見栄えの良いオマケではない。困難な状況や試練を切り抜け、飛躍するための方法を考える知恵であり才覚だ。それを磨きたくない者がいるだろうか。

あなたにはすでにクリエイティビティが備わっている

自分にクリエイティブな能力があるのか、まだ疑問を感じているなら、周囲を見渡してほしい。あなたは自分の家をつくった。キャリアを築いた。もしかすると人生の伴侶や子供までいるかもしれない。日々の食事をつくり、会話の話題を考え、来客があるときには温かな歓迎ムードを生み出す。さらに庭、友情など、数え上げていけばきりがない。文句なしにクリエイティブな趣味もあるかもしれない。思いつく項目があまりないというのなら、新しいことに挑戦してみよう。新奇性が神経可塑性にプラスであるというのは、すでに見てきたとおりだ（156ページを参照）。もともと自分はどれだけクリエイティブだと思っていただろう。特にどの分野でそう思うか。私たちはみな生まれながらにクリエイティビティを備えている。いまこそその生まれ持った力を振り絞り、大胆な自己表現を試みるときだ。自分が本当に求める人生を描くのである。壮大な挑戦を思い描き、あなたのビジョンが実現していく様子を見守ろう。次章から紹介するエクササイズは、クリエイティビティを解き放ち、未来に向けて生き生きとしたビジョンを描くためのものだ。

第４部
脳を活性化する

「あなたが何をしようとしているか、何をしたいと思っているかにかかわらず、まず始めよ。大胆さのなかに才能、馬力、魔法は宿っているからだ」

——ゲーテ

さあ、ここからが楽しいところだ。ここまで本書の内容を読めば、脳の回路がどのように進化してきたか、そして神経可塑性《かそせい》の力を生かせばその働きを強められることがわかったはずだ。豊かさマインドセットを身につけることでどれほどの変化が生まれるか、そして理想の未来を視覚化することがその実現を後押しすることも理解できたと思う。ここからはそうした知識を実践し、あなたの真の意思を実現していこう。

あなたの目標が仕事関係のものか、恋愛か、あるいは自己啓発であるかにかかわらず、脳を活性化するシンプルなエクササイズに真剣に取り組むことを通じて、確立された回路を壊し、変化を生み出していこう。

エクササイズは四つの段階を踏んでいく。四週間、あるいは四カ月かけてもいい。自分に合ったペースを選ぼう。**重要なのは、前の段階をしっかり実践し、そこから恩恵や気づきを十分に得たと感じ**

てから、次の段階に進むことだ。必要があれば、次の段階に進んでからも並行して前の段階のエクササイズを続けてもいい。

この四ステップ・プランは、認知科学を土台としている。具体的には、持続的な行動変化は四つの段階を踏んで起こる、と考える。

・**ステップ1　自己認識**（無意識を意識化し、自動操縦モードをオフにする）。この点については本書を読みながら、すでにじっくり考えてもらえただろう。すでに現状を変えようという気になってくれていたら嬉しい。第12章のエクササイズは、自己認識を高めるのに役立つ。あなたの行動や思考の一番変えるべき点をあぶり出していこう。

・ステップ1によって**ステップ2　アクションボード**で使う材料がそろう。未来に向けたビジョンを描き、変化目標を設定するための強力なアクションボードの作成が第13章のテーマだ。

・思い描いた理想の未来を現実に変えるには、アクションが必要だ。それが**ステップ3　集中**（第14章）のテーマである。新しい行動を実践し、新たな思考パターンの訓練を積むためには、「いまここ」に意識を集中させる必要がある。マインドフルネスやビジュアリゼーションを使うと、重要な事柄に集中的にエネルギーを注げるようになる。

・重要な最終段階が**ステップ4　意識的練習（反復）**（第15章）である。脳のさまざまな側面に働きかけ、脳を働きやすくする新たな習慣を身につける。それを通じて「力の源泉」の可能性を最大限引き出すのだ。

心の奥深くに刻み込まれた思考パターンを、新しい思考パターンによって上書きしていくと、新しいあなたが形成されていく。人生のサプライズにうまく対処できるようになり、望みどおりの人生に近づいていく。

クライアントとともにこの四つのステップを実践してきた経験から言うと、その恩恵はまたたく間に積み重なっていく。自分の変化やその効果を実感できると、モチベーションは一気に高まり、取り組みを継続しやすくなる。このように豊かさと実現を意識した生き方を始めると、自分にはポジティブな変化を起こし、それを持続する力があるという自信が高まっていく。あなたの内なる「源泉」によって新たな運命が切り拓かれていく様子に、驚きと興奮が止まらないはずだ。

第 12 章

ステップ 1　自己認識

自動操縦モードをオフにする

「無意識を意識化しないかぎり、無意識があなたの人生を支配し、
あなたはそれを運命と思い込む」

——カール・ユング

私は前ページに引用したユングの言葉が好きだ。脳が「力の源泉」であり、それが輝かしい未来をつかむカギであることを物語っている。すでにあなたが脳本来の力を引き出し、無意識を意識化するためのエクササイズやビジュアリゼーションに取り組む準備は整っている。きちんと時間をとって、静かに穏やかな気持ちで取り組んでほしい。そして気の散る要素を排除して、自分自身に完全に集中しよう。

第2章で見たとおり、脳にとってある出来事を外的世界で実際に経験するのと、頭のなかではっきりと思い浮かべるのと、ほとんど違いはない。それは非常に重要な出来事でも日常的なことでも同じである。第4部のエクササイズは明確なビジュアリゼーション、すなわち心から望む未来像を思い描き、それを脳の奥にしっかりと刻み込むためのものだ。それによって脳はあなたが望む豊かな現実を、実現に先立って経験することになる。そこにつながるチャンスに敏感になり、ポジティブなリスクをとり、本当に実現してしまう。ノートを手元に置いて、エクササイズを実践するなかで気づいたことを書き留めていこう。

人間関係を振り返り、刷り込まれた「パターン」を認識する

家族、愛、そして「自分」とはどのようなものかという「モデル」は、幼少期の基本的な人間関係によって形成される。その影響は、私たちがそうした人間関係、経験、考え方を内面化し、その後の人生で他の人間関係や状況に当てはめていくなかで強まっていく。これを条件付けと言い、時間の経過とともに脳のなかでトリガーと特定の反応が結びついていくことを意味する。何かを経験するほど神経可塑性《かそせい》やシナプスの増加によって、その結びつきを支える回路は増えていく。新たな状況や人間関係を経験したとき、脳がそれをかつて直面したものと「似ている」と認識すると、パターン認識システムが作動する。

そこには食べ物、暴力、あるいは他者からの批判に対する反応まで、さまざまなものが含まれている。その反応が一人ずつ違うのは、成長の過程で何を経験したかが違うからだ。経済的に豊かではない家庭で育った人は、食べ物を無駄にすることに強い不快感を持つことが多い。その一方、食事を残すことに抵抗がなく、食べ残しを後で食べることなどないという人もいる。自分を虐待するパートナーと別れないのは、子供の頃からそうした環境に慣れているためだったりする。他者からのフィード

バックを受け入れ、前向きに生かそうとする人がいる一方で、ちょっとした批判すら完全にシャットアウトする人もいる。あなたの脳内のテンプレートは、豊かな発想につながるものだろうか。それとも自らの手足を縛る、自滅的なものだろうか。

このパターンを知ることが、「過去の自分」が現在に、そしてこのままでは未来にも及ぼそうとしている影響を理解するのに役立つ。また現在の人間関係（職場あるいは友人や恋人との関係）がトリガーとなって、過去（子供時代）に習慣化した反応を引き起こすこともわかるだろう。

過去の「亡霊」を知り、運命を変えよう

家族や幼少期の人間関係がどのようにあなたの神経回路や自己認識を形づくってきたか、新たな出会いや状況に対する想定や期待にどのような影響を与えてきたか、振り返ってみようという気になっただろうか。自らを苦しめてきた「亡霊」と、それが脳の機能に及ぼしている悪影響を理解することは、それと決別するための重要な第一歩となる。

ノートの新しいページを開き、あなたが育った家庭あるいは幼少期の人間関係に関して、次の言葉から連想する内容を書き出してみよう。具体例も思いつくだろうか。

・役割　家族におけるあなたの「役割」はどのようなものだったか。他にはどのような「役割」があり、あなたとの関係はどのようなものだったか。たとえば「橋渡し役」「身代わり」「仲裁者」

「反逆者」「母親代わり」など。

・秘密　あなたの幼少期、家庭のなかにどんな秘密や嘘があっただろう。その秘密は誰が守らせていたのか。それはあなたが成長するうえでどんな影響を与えたのか。「レイ叔父さんの飲酒問題については誰も触れなかった」などというのがこれにあたる。

・信念　あなたの家族で最も大切にされていた信念はどのようなものか。暗黙の、絶対的なルールはあっただろうか。異なる意見の対立は存在しただろうか。「努力は報われる」「因果応報」などを挙げる人が多い。

・価値観　家族の中核となる「価値観」はどのようなものであったか。誠実さ、努力、やさしさ、成功、公正さ、自己表現、知性など、最も価値があると見られていたのは何か。あなたはそれに共感するだろうか。

・境界　あなたの家族の境界に対する姿勢はどのようなものであったか。ルール、不法行為、約束をすることやそれを破ること、さまざまな違反行為に対してどのような態度が示されたか。

誰もが過去の「亡霊」を抱えている。それに目を向け、今の自分に役立つものか考えるのは、さまざまな気づきのある実りの多いプロセスだ。それが有益なのか、あるいは正確なのか、疑問を持たずに言いなりになってきた亡霊はいないだろうか。自分の内なる願いと矛盾するルールに従ってはいないだろうか。気づいたことは逐一ノートに書き留めておこう。そうした気づきを常に頭の片隅に置いておき、再びそれが頭をもたげたときには意識するようにしよう。その亡霊がどんなふうに現在の生活に姿を現すのか、ノートに書いておこう。そして無意識の反応を修正するための小さな変化を積み重ねていこう。それが自らの未来をコントロールする第一歩だ。

クロエのケース——すべてを抱え込む

クロエは三人の子供を持つ、三〇代の女性だ。子供の頃から「仲裁役」であったクロエは、家庭を持ってからもその役割を果たしつづけていた。子供たちのケンカのみならず、夫の兄弟ゲンカの仲裁までが彼女の仕事だった。

一緒にこのエクササイズを始めたとき、クロエは感情的に疲弊しきっていた。あまりに過酷な状況に、これまでのように周囲の全員を支え続けることはできないと気づいた。そのためには仲裁役という役回りを自覚し、意識的に境界を引き直す必要があった。

これまでの行動を振り返り、変えるだけでも大変だったが、それに対する家族からの抵抗にショックを受けた。クロエが仲裁に入るのをやめたところ、家庭内の対立は激しさを増した。子供たちは母親を元の役割に引き戻すため、わざと注意を引くような行動をとるようになった。「きょうだいを叱ってもらおうと、あることないことでっちあげるようになった」とクロエはこぼした。「それも一度や二度ではなく、ひっきりなしに。ちょっとしたことに大げさに反応し、長女などは『もうお母さんは私のことなどどうでもいいのね』と言う始末だった」。クロエは子供たちと話しあった。嫌なことがあるたびに、ママに解決してもらおうとするのは間違っている。社会に出たら、問題は自分の力で解決しなければいけないのだから、と。次第に子供たちはクロエに不満を言うのではなく、自分たちでトラブルを解決するようになった。家庭は以前よりずっと穏やかになった。

子供たちが自分を元の役割に引き戻そうと心理戦を仕掛けてきたこともショックだったが、彼らが健全な人間関係を育《はぐく》む機会を自分が奪っていたことに気づき、クロエは愕然とした。子供たちを愛すればこそ、短期的に厳しい態度を貫くことができた。その後は家族により良いサポートができるように、そして他の人々にも健全な境界を設定する方法を教えるため、心理療法を学んだ。

脳内ネットワークの複雑さや相互関連性、またそれがあなたの行動に及ぼす影響を考えれば、それをコントロールしろと言われても、どこからどう始めたらいいのか途方に暮れてしまうかもしれない。過去の条件付けを振り返るというのは、この世界やそこにおける自分の立ち位置を解釈するために、脳に埋め込まれたパターンを知る手がかりになる。ここからはそれが具体的にどのような思考や固定観念となって現在のあなたの人生に影響を与え、制約しているかを見ていこう。あなたの未来までが影響を受けるのを防ぐために。

「弱点」の妥当性をチェックする

　私たちのネガティブな思考パターンに影響を与えている子供時代や家族にまつわる要因はすでに見てきた。自らを制約するような固定観念、特にそれが今の人生に及ぼす影響や妥当性を考えるのが次のステージだ。

一　ノートの新しいページを開き、三列に分割しよう。最初の列に最大六個、自分の弱点だと思うことを挙げていこう。恥ずかしいこと、あるいは無意味な行為や反応だと自分自身に繰り返し言い聞かせていること、あるいは身近な人から言われることだ。たとえば「自分はクリエイティブな人間ではない」とか「人と会うのが苦手」といったことだ。思いつかなければ、次の空欄に当てはまる言葉を考えてみよう。「私は（　）ではない」「私は（　）ができない」。

二　続いて一つひとつの弱点について、次のように自問してほしい。「私がそう思う根拠は何か」と。その「根拠」を弱点の横にそれぞれ書いていこう。

三　三列めには、二列めに書いた文章への反論を書き込む。それは客観的な「事実」だろうか。過去の経験を思い浮かべながら、二列めの文章を徹底的に検証しよう。もし本当に根拠があるなら、それに疑問の余地はないか考えよう。

四　最後にここに挙げた自己認識が、あなたの幸福にどれだけ役立つものか考えてみよう。

リストに挙がった自己認識は、あなたの人生にとって何らかの価値があるものなのか。それはあなたの行動や幸福にどのような影響を及ぼしているのか。あなたはそのような自己認識を持ちつづけたいだろうか。答えがノーなら、それを捨て去ることはできるだろうか。どうすればそのプロセスを始められるだろう。あなたの真の意思、全体目標（58ページ）を思い出し、こうした自己認識を変えることが全体目標の達成にどのような影響を及ぼしそうか、考えてみよう。

このエクササイズを終えたら、ぜひ自分自身をねぎらい、自分一人で本当に好きなことに没頭する時間を確保してほしい。心の底にある自己批判と率直に向き合うのは大変なことだ。一緒にいると心の安らぐ友人や家族を思い浮かべ、近いうちに会う計画を立ててたらどうだろう。

このタイミングで、ノートに自分自身の好きなところを挙げていくのもいい。「自分の自立したところ、独創性、やさしさ、繊細さが好きだ」といった具合に。自分の愛すべき点のリストを頻繁に読み返そう。そして今後、自分の「弱点」が頭に浮かんだら、そのように自分に限界をつくるのはやめたことを思い出そう。自分自身の固定観念に異を唱えるスキルを意識して使おう。いずれ必ず、自然にそれができるようになる。

これからエクササイズを進めていくなかで、また「欠乏」マインドセットに陥りそうになったら、あるいは否定的な自己批判を始めそうになったら、ここで作成したリストを見直して自分を励まし、自信を取り戻してほしい。

失敗をとらえ直す

私たちが自らの失敗あるいは弱点だと思うものは、実は人生に変化や成功が訪れる前ぶれであることが意外と多い。ただ自分のことは他人以上に厳しく評価してしまうので、その時点では気づかないだけだ。試験に落ちたといった些細《ささい》なことから、会社をクビになった（最終的にはすばらしいキャリアチェンジにつながった）、恋人と別れた（ちょうど潮時だったのだ）といった一大事まで、私たちは想定外の事態に遭遇すると、拙速にそれを失敗と判断する。前進、成長といった進行中のプロセスの一部とはとらえない。

そういうときこそ脳の力を引き出そう。基本に立ち戻り、そうした「失敗」から何を学べるかに集中するのだ。当たり前のことだが、「失敗」から何も学ばないとき、それは初めて本物の失敗となる。

それまでは検討もしなかった新しいアプローチを考えてみよう。そしてまずは仕事や人間関係に悪影響が出ない、リスクの低い領域でそれを実践してみる。それが現時点ではうまくいかなそうだとわかったら棚上げして、次のアイデアに移ればいい。棚上げしたものも、いつかは役に立つかもしれない。今はモノになりそうにないアイデアも、将来はわからない。

ネットフリックスやフェイスブックなど、「速くたくさん失敗する」ことを重視する起業家や有力なハイテク企業は多い。選択肢を考えるときには、常に意外感のあるアイデアを含めるようにしよう。

いつもとは違う髪型やメガネを選ぶ、といったシンプルなことで構わない。お堅い職場で働いているなら、クリエイティブな人々と過ごしてみよう（その逆もある）。友人と会ったとき、いつものようにコーヒーを飲むのではなく、イマーシブ（没入型）な美術展や散歩に誘ってみてはどうか。

成果のリストをつくろう

ノートにあなたがこれまで心から望んだことを、すべて書き出してみよう。たとえば妻や母、夫や父親になりたいといった役割でもいいし、「自分の意見を持つ」「クリエイティブな自己表現をする」といった資質に関することでもいい。あるいは財産や専門分野での成功でもいい。そのうちすでに達成したものに線を引いてほしい。それらを眺め、すでに願いを実現したのだという達成感で満たされていくのを感じよう。

リストの中にはあまりにも長いあいだ求めてきたので、実はすでに手に入れていたことに気づかなかったものもあるかもしれない。「私は義理の親として子供を愛し、愛されている」「起業した会社は成功し、安定している」といったことだ。手に入れたという事実をしっかり認識しよう。また特に目指してはいなかったものの、達成した成果というのも書き出しておこう。いずれにせよそれはあなたの粘り強さ、能力、技能、意思の強さを示しているからだ。

感謝のリストを書いてみよう

ノートの見開き二ページを使って、感謝のリストを作成しよう。まず両ページにまたがるように「私の豊かな人生」と、小さな文字でもいいからはっきりと書こう。新しい習慣が定着していくこれからの数カ月、自分の人生について感謝すべき点を思いつくままに、ノートを埋め尽くすぐらい書き出していこう。感謝する姿勢を大切にすると、脳が豊かさを感じやすくなる。引き寄せの法則は、望むものはすでに手に入ったと信じるところから始まる。ノートの感謝のリストを充実させるのは、良いことが起きたときに脳が気づきやすくするためのすばらしい方法だ。何か見つけたら、すぐにリストに追加しよう。日々ノートをつける際の必須項目の一つにしてもいい。

誰かに認められた、成功したといって浮かれることなく、また目先の楽しみに心を奪われることなく、立ち止まり、他の人々、身のまわりの出来事、偶然の出会い、そしてあなた自身の優れた資質に感謝しよう。これは脳の価値のタグ付けシステムに作用し、徐々に優れた成果や楽しい考えが頭に浮かびやすくなる。頻繁に繰り返せば、豊かさに波長が合うようになる。

ノートに書く

四つのステップから最大の効果を引き出すには、日々の出来事や周囲の人に対して思ったことや反応を、毎日ノートに書き留める必要がある。長々と書く必要はないが、自分自身の感情、モチベーションや行動と正直かつ率直に向き合おう。

今夜床に就く前に一～二分かけて、ノートに今日の出来事を振り返ってほしい。それから脳を育て、理想の未来を生み出すために、今日あなたがとったポジティブなアクションを三つ書いてほしい。些細なことでもかまわない。「他者の立場から問題を考え、EQを高めるようにした」といったことから、「マインドフルな散歩をした」「夕食のあとスマホをいじる代わりに小説を読んだ」といったことでいい。

これをすると元気になる、逆に注意力がそがれる、消耗するといった事柄も書き留めていこう。同じ失敗ばかりしていることに気づいたら、代替策を考えてみよう。「次に恋愛をめぐって自己嫌悪に陥ったら（職場でミスをしたら）これまでとは違ったこんな対応をしてみよう」といった具合に。日々のささやかな「失敗」を振り返ってみてもいい。「言うべきことを言えなかった」「不親切な行為をしてしまった」「注意散漫になってしまった」など。次はどこを変えればいいだろう。自動操縦モードに抗《あらが》い、デフォルト設定を疑ってみよう。「明日はこうしたい」という理想的なパターンに意識を向けよう。

また毎週三つの目標を選び、ノートに書こう。人間関係（相手は恋人でもそれ以外でもいい）、仕事、自己啓発にかかわる目標を一つずつ立てよう。壮大な全体目標に到達するための、達成可能な小さなステップでいい。あなたの全体目標がどのようなものかはすでにはっきりとわかっているはずで、次章以降ではそれを明確にしていく。以下に毎週のささやかな目標の例を挙げよう。

・人間関係：同僚やパートナーの話に、もっと頻繁に耳を傾けるよう努力する（全体目標：大切な人間関係を深めるために、ＥＱと共感能力を高める）。
・仕事：自分の考えを積極的に伝える、メンター候補を探す（全体目標：起業する）。
・自己啓発：自尊心を高めるため、毎日必ず新たなモットーを読み返す（全体目標：自己批判をやめ、自らの選んだ人生に自信と喜びを抱く）。

こうした小さな変化がもたらす恩恵を実感しはじめたら、さらに積極的に取り組もうという気になるはずだ。家庭、職場、通勤に関して、大胆な選択をするようになるだろう。重要な問いと向き合ってみよう。引っ越しをすべきだろうか。賃貸暮らしをやめ、自宅を購入しようか。仕事を辞めるべきだろうか、在宅勤務をするか、職場の近くに引っ越すべきだろうか。

続く三つのステップに取り組み、理想の未来を視覚化すると、こうした問いにすっきりとした答えが出てくるはずだ。ノートはあなたが針路を定め、人生のさまざまな選択肢を検討する助けとなる。ぜひ活用してほしい。

自己認識のチェックリスト

・「過去の『亡霊』を知り、運命を変える」エクササイズ（269ページ）と、「『弱点』の妥当性チェック」（273ページ）エクササイズを完了し、ノートに結果を書き込んだ。
・成果のリストを作成し、感謝のリストを作りはじめた。
・毎日ノートに記録をつけ、毎週三つの目標を設定している。

ここまで完了したあなたはポジティブなエネルギーに満ちあふれ、自分の良い点や好きな点に意識を集中しているはずだ。アクションボードの作成という次のステップに向けて、準備は万端である。

第13章
ステップ2　アクションボード

「うまくいけば、最終的にすばらしい成果という勝利を味わうのは彼らだ。最悪の場合失敗しても、それは全力で立ち向かった末の敗北である。それゆえに勝利も敗北も知らない冷たく臆病な輩《やから》と、決して同列にはならない」

——セオドア・ルーズベルト

それではアクションボードの作成にとりかかろう。これには最大一週間かけてほしい。というのも繰り返しこの作業に立ち戻ることが、ボードの質を高めるからだ。時間をかけて、あなたにとって嘘偽りのない、見ているだけで気持ちが高まるような、そしてあなたの心の最も深いところにある願望を正確に映したボードを作成することが重要だ。気に入った写真を適当に集めて、短時間で拙速にまとめるものではない。現在と未来の自分にとって、深い意味のあるものでなければならない。

アクションボードとは何か

アクションボードはあなたの望むものすべてを表現するコラージュである。「ドリームボード」「ビジョンボード」などと呼ばれることもあるが、私は「アクションボード」と呼びたい。というのも、それはあなたにアクション（行動）を促し、実現させていくためのものだからだ。単に海外の別荘や大金持ちになることを空想するための道具ではない。ポジティブな願望は、強い感情のこもったエネルギーやアクションと結びつけていく必要がある。

アクションボードをつくる作業とは、あなたの心の奥底にある夢をはっきりさせ、それを絵や写真を使って表現することだ。ただすでに述べたとおり、完成したら、ぼうっとその実現を待てばいいというものではない。魔法のようにお金が流れ込んできたり、理想の恋人が抱き上げてくれたり、体形が劇的に良くなったり自信が湧いてきたりはしない。アクションボードをつくるのは、「私が人生において手に入れたいものはこれだ」と明確にすることで、それに近づく機会を脳が敏感にキャッチできるようにするためだ。ただそれ以上に重要なのは、あなたがボードを使い、夢を現実にするためのアクションをとることだ。たとえば体重を減らす、あるいは体形を変えるというイメージがボードにあれば、ジムに行こう、ヨガをしよう、食生活を変えようといった行動を促すだろう。

結婚する、妊娠する、昇進するといった、自分の力ではどうしようもないように思えるアイテムも、「やることリスト」のなかの即座に行動を起こせるものからとりかかると、いずれ実現する。あなたが掛け金を増やすほど雇用主もそれに応じて掛け金を増やしてくれる、企業年金制度のようなものと考えればわかりやすい。アクションボードは受身的ではなく、主体的に活用しよう。思い描いた未来に今、背中を押してもらうのだ。

本書では繰り返し、アクションボードの作成は脳本来の力を引き出し、脳を使って理想の人生をイメージし、創造するための重要なプロセスであることを説明してきた。ここからはボード作成の具体的方法を見ていこう。あなたが生み出そうとしている人生の「シンボル」として最も効果的な画像の選び方、そして完成したボードから最大の効果を引き出すにはどんな使い方をすればよいかといったことだ。さあ、始めよう。

ここまで、あなたのボードに使えそうな画像を集めてみよう、と呼びかけてきた。それはアクションボードが非常に強力なツールだからだ。画像は意識的思考を迂回し、脳の視覚中枢へ瞬時に届く。つまり脳のフィルターシステムがそれを編集したり、削除したりすることができないのだ。画像は感情に訴える象徴的なものであり、エネルギーと現実世界での行動を促す。伝統的な文字による「パーソナルゴール」あるいは「やることリスト」と比べて、脳や未来の行動への影響度ははるかに大きい。アクションボードをつくるという作業は、最初は少しばかばかしく思えるかもしれない。しかしビジュアリゼーションやアクションボードの作成のスキルは、時間が経つにつれて自然なものに思えてくる。繰り返し作成することで、脳にこうした活動の回路が構築され、強固になっていくためだ。

本章ではあなた自身のアクションボードを作成する方法を説明する。これからの一二～一八カ月間のあなたの願望や夢を表し、脳にその実現に向けて動きだす準備をさせるためのものだ。それは人生を変えるような経験になる、と約束できる。ただ、ときにはなかなか進展が見られず、イライラすること、目指す方向に進んでいないように思えることもあるだろう。つらいと感じたら、第1章と9章でふれた忍耐の原則に立ち戻ってほしい。浮き沈みに対処する能力は、アクションボードの内容と同じくらいあなたの人となりを表す。

私のアクションボード

アクションボードの作成は私自身にとっても非常に重要な活動だ。あなたにも同じように有益だと感じていただけたら嬉しい。私の人生のアクションボードとして完璧だと思えるものができるまでには、七年かかった。それは今でも私のモチベーションを高めてくれる（多少のアップデートは加えているが）。つまり辛抱づよく取り組むことが大切なのだ。それまでにもささやかな成功はあったが、二〇一六年に向けて二〇一五年に作成したアクションボードは、まさしく私の人生の転換点となり、本書執筆のきっかけにもなった。

七年前の私はフリーランスで事業を立ち上げたばかりだったので、アクションボードに売上目標を書くのは自然なことだった。その頃、私がよく一緒に仕事をしていたケイトというコーチがいた。イングランド北部を拠点とする彼女と仕事をするために、安ホテルに泊まり、電車が混雑しない時間帯を選んで移動していた。そのケイトが、生活していくのに必要な金額や達成可能な金額ではなく、もっと高い数値目標を設定するべきだと勧めてくれた。そして私の当初の目標額の二倍近い金額を提案した。少し楽観的すぎるのではないか、と私は思った。ケイトと話しあって決めた金額はおそらく達成できないが、実現したら最高だな、とも考えた。フタを開けてみると、その年の私の売上高はケイトの言ったとおりの金額になった。

ある年、私はアクセサリーブランドの全ページ広告をボードに貼った。つややかな美しい馬が水を蹴りあげている写真だ。固定観念を打ち砕くような、強く安定した事業を私は創りたかった。その年のうちに私は個人事業主として営んでいた事業を、有限会社に変えた。一人で働いていたのが、チームで働くようになった。その後、マサチューセッツ工科大学（ＭＩＴ）スローン経営大学院の教授となり、作家として賞を受賞し、ロンドンのコリンシアホテルで世界初のホテル付き神経科学者となった。思想的リーダーとして講演の依頼も多く、さまざまな会議に呼ばれて世界中を飛び回るようになった（安ホテルは卒業した）。最後のほうは、馬のイメージを選んだときには夢にも思わなかったようなことばかりだ。

そしてついに私は離婚が原因で感情的に不安定になるのを避けるために、仕事に没頭してきたことに気づいた。二〇一四年には、それまで仕事と旅行絡みのことしかなかったアクションボードに、小さなハートを加えた。私の人生は一見、言うことなしに思われたが、心のなかでは過去にとらわれ、誰かを愛する気持ちにはなれなかった。

二〇一五年末、私は内省、ヨガリトリート、長期間にわたるデジタルデトックスを組み合わせ、ネガティブな人々との関係を完全に断ち切り、さらには豊かさマインドセットとビジュアリゼーションについて学んだことをもとに、考え方を根本的に変えた。一二月には強い目的意識を持って、二〇一六年に向けた新しいアクションボードの作成を始めた。それまでは前年のアクションボードに何かを加えるだけのこともあったが、このときは古いボードはお払い箱にした。新しいボードの左上には婚約指輪の写真を置き、中心に雑誌広告からの引用を載せた（ボードにはめったに文字は使わないが、本当に心に響くものは使う）。「喜びは思いがけないところからやってくる」

二〇一六年二月、私はヨハネスブルグからロンドンに向かう飛行機で、今の夫と出会った。空の上での出会いは、まさしく「思いがけないところ」と言えるだろう。その九カ月後にはプロポーズだ。お互い「二度と結婚はしない」と誓った者同士で、実際私は九年、彼は一七年も独身を貫いていた。「人生の秋に、初めて真実の愛を見つけたよ」と夫は（会う人ごとに！）繰り返す。その喜びを目《ま》の当たりにし、分かちあっていると、いくつになっても心から望んでいるものを手に入れることはできるのだと実感する。

さあ、始めよう

アクションボードは脳にあなたの理想の人生を教え込むための究極の手段だ。自らの手で作成し、毎日それを色彩豊かな画像として見ることで、脳のさまざまな回路（触覚、視覚、感情、直観、モチベーションにかかわる回路）が活性化される。折に触れて目標のリストを読んだり考えたりするよりずっと強力に、あなたが本当に望んでいることがコアメッセージとして脳の隅々に届く。選択的注意（71ページ参照）を実践し、神経可塑性《かそせい》によって行動変化を起こすことで、望みどおりの成果が出てくる。

アクションボードはA4サイズの厚紙でもいいし、ポスターのような大ぶりなものでもいい。厚紙のほかには、画像を選ぶための雑誌や資料、ハサミ、糊さえあればいい。画像はネットで探してもいいが、手で触れながら選んだほうが効果はぐっと高まる。必要な画像はすべて集まったと思っても、ときおり雑誌を眺めたりして新しいものを集めよう。焦らず少し距離を置いたり、自分自身をコーチングしながら微調整を繰り返すと効果的だ。脳の視覚中枢に強力なインパクトを与えるために、文字は避け、できれば画像だけ、必要に応じて数字を使うことをお薦めしたい（もちろん本当に共感できる言葉やフレーズが見つかれば使ってもかまわない）。例外は、あなたが得たいと思う収入だ。それがあなたにとって重要なことならば、アクションボードにはっきりと数字を載せよう。

達成したいことを直接的な画像や具体例だけでなく、比喩的なイメージで示すこともお勧めしたい。引っ越しをしたいのであれば、魅力的なインテリアの写真を載せるのは当然だが、脳の論理的・意識的領域だけでなく、感情的・無意識的領域も刺激するには、それほど直接的ではないイメージも使いたい。しがらみから自由であることの重要性を思い起こすために風船の写真を使う、あなたの一番良い部分を思い出すためにそれを想起させるイラストを使うという具合に。

こうした比喩的イメージは無意識に働きかけるので、とても強力だ。それによって抽象化や価値のタグ付け（74ページ参照）が促され、それまでは見逃していたような機会をとらえられるようになる。無意識は経験や思考に意味を付与するため、比喩を使うことがある。夢に記号や象徴が出てくることがあるのはそのためだ。このことからもイメージを使うと、無意識に働きかけられることがわかる。

特に間接的なイメージを使うと効果的だ。比喩的イメージを使うことで、アクションボードがそれほどあからさまではなく、個人的なものになる。自宅の目立つ場所に置くのに抵抗が薄れるかもしれない。

直観に従う

まず床あるいは机の上で、集めた画像をテーマごとにまとめる。続いて直観に従い、画像を厚紙の上に置いてみる。ただ置くだけで、まだ糊付けはしなくていい。あなたにとって一番大切なことをボードの中央あるいは一番上に置く。そして仕事、恋愛、健康、旅行などテーマごとにまとめて画像を置いていこう。人生の異なる領域を物理的に分けて配置してもいいし、それぞれが隣接している、結びついていると思うならそのようにしよう。人生にもっと余裕が欲しいか考え、そうであればボード上に画像を詰め込みすぎないようにしよう。

ボードの最初の草案ができたら、全体を眺めてみよう。そして少し時間を置いてから、再び向き合う。そのとき「これは違う」と感じる画像があれば、最初に見つけたときには魅力を感じたとしても、はずしてしまおう。それから再び雑誌をめくり、最初に見たときは気づかなかったが魅力的だと思う画像がないか、探してみる。それをボードのふさわしい場所に置こう。二番めの草案が完成したら、少なくとも二四時間、安全な場所（風に飛ばされず、ペットや子供に触られない場所）に保管しておく。

翌日、あるいは次に時間があるときに、ボードを見直し、最終的な変更を加えたら糊付けしていこう。固定する前に、信頼する誰かに見せてもいい。ボード上の項目について疑問を投げかけたり、「本当にこれを望んでいるの？」「自分を過小評価していない？」「欠けているものがあるんじゃない？」などと質問してもらおう。こうした問いにすべてきちんと答え、画像をすべてボードに貼り付けたら、今度は完璧な置き場所を探す番だ。

どこに置くか

アクションボードはあなたが少なくとも一日一回は目にするように、見やすい場所に置く必要がある。お薦めは、毎晩寝る前に見られるようにベッド脇に置く、あるいは毎朝着替えるときに見られるようにクローゼットの扉の裏に貼ることだ（同居人がいる場合、あるいは他人に見られたくない場合は後者がよいだろう）。自分のアクションボードを誇らしく思うなら堂々と飾ればいいが、それが常に可能とは限らないし、好ましくない場合もある。

ベッドサイドに置くのが特に好ましいのは、そうすれば眠りに落ちる直前に見られるからだ。目覚めている状態から睡眠状態に変化するとき、意識は入眠状態にある。非常に暗示にかかりやすく、明晰思考、明晰夢と呼ばれる心理現象はこの「識閾《しきいき》」で起こる。眠りに落ちる直前に反復的活動に意識を集中すると、それが夢に登場するイメージを支配する。それが何か新しいものの場合はなおさらだ。これは「テトリス効果」と呼ばれる（一九八〇年代に流行したビデオゲームから命名された。ある活動に夢中になった人々が膨大な時間や関心を注ぎ込むために、それが思考や心像や夢に影響を及ぼすこと）。これも起きているあいだに何に注意を向けるべきかを、無意識に教え込む方法と言える。

新奇性のあるものは、脳に強い影響を及ぼしやすいことを踏まえて、明かりを消して眠りにつく前に、意識的にアクションボードを見つめよう。自分のモットーや決意の言葉を口にしてもいいし（324ページを参照）、単に比喩的画像が意味するものを声に出してもいい。ボードを使いはじめて最初の一カ月は、これを頻繁に行なう。それ以降はパッと見ただけで、画像が無意識に届くようになる。

他人に見られないように保管しつつ、頻繁に見られるようにするには、スマホでアクションボードの写真を撮り、スクリーンセイバーとして使うのも手だ。ネット上で作成・保管する手段としては、写真共有サイトの「Pinterest（ピンタレスト）」などで作成し、自分しか閲覧できないようにしておくことだ。そうすればスマホやタブレットで頻繁に見られる。いずれにせよアクションボードによって脳の回路に魔法を起こしたければ、頻繁にそれを見るようにことさら努力する必要がある。

いつ作るか

アクションボードの作成にとりかかる最適なタイミングは、もちろん今だ。誕生日や新しい年のはじまり、あるいは人生における新たな段階や新プロジェクトのはじまり、新学年のはじまりというのも良い節目だ。これまでアクションボードを作ったことがない、あるいはしばらく作っていなかったという場合は今作成し、年末あるいは来年末まで使ってみよう。それ以降は決まったタイミングで、だいたい一年おきに更新あるいは新しいものを作成する。

アクションボードは必ずしも一年間は変えてはいけないというものではないが、私自身はボードに載せたことが現実になるにはたいてい一年はかかると思っている。脳の回路が強化され、行動が変わり、身のまわりの世界が変化するのには、それぐらいかかる。そのあいだに辛抱強さと意思の強さのバランスを身につけたい。

アクションボードの使い方

アクションボードを作成し、その画像が脳に深く刻みつけられるまで使ったら、それはあなたがノートに書いた事柄のビジュアルなリストの役割を果たすようになる。あなたが人生で実現させたいことや、それを達成するために設定した三つの週目標についての日々の記録と対になっている。ボードを見直し、実現している項目を見つけたら、それをノートの成果のリストに加えていこう。成果のリストが伸びていくのを見ながら、その年の状況に応じてボード上に新たに加えるべき項目、削除すべき項目、あるいは強化すべき項目を検討しよう。

アクションボードのチェックリスト

・あなたの理想の人生を正確に映す、たくさんの画像を使った強力なアクションボードを作成した。

・ボードを毎日、できれば複数回眺めて、記憶を鮮明に保ち、画像が脳に働きかけるようにする。

・ボードに載せた項目が実現した状態を視覚化した。

第14章

ステップ3　集中

神経可《か》塑《そ》性《せい》を生かす

「注意を向けるという行為には、途方もない力がある」

——ディーパック・チョプラ

「力の源泉」が本来の力を発揮するのを妨げている行動や思考パターンがわかってきたら、新しいモノの考え方を身につけるチャンスだ。新しい神経回路をつくるために古い思考パターンを取り除く方法として一番簡単なのが、「いまここ」に意識を集中すること、すなわちプレゼンスだ。ただ言うは易《やす》く行なうは難《かた》し。これが第三ステップの目標である。プレゼンスは日常的に実践すべきものであり、その方法はいろいろある。

また本章では豊かな生き方という概念をさらに掘り下げ、輝かしく幸福な未来に向けた道筋を確固たるものにする方法を見ていく。

プレゼンスとは何か

プレゼンスを簡単に言うと、今この瞬間に意識を集中させることだ。これは瞑想、マインドフルネスなどのトレーニングによって強化できる。

私はプレゼンスを特別な実践というより、生き方だと考えている。意識的に食事をすること、散歩をすること、そして目の前の相手に全神経を集中させることは、ヨガや瞑想といった正統派のマインドフルネス活動と同じくらい重要だ。このように日常的にプレゼンスを実践することは、忘れられがちだ。だから瞑想をきまじめに実践しようと頑張るより、こうした日常のなかのマインドフルネスを大切にすることをお薦めする。そうは言っても毎日数分でもきちんと時間をとって瞑想やヨガをすると、脳に劇的な効果がある。今週末までに、日々脳を豊かにするための個人的なマインドフルネスの実践計画を立てよう。変化はすぐに表れるはずだ。

私がプレゼンスを実践するまで

私がマインドフルネス瞑想に興味を持ったのは、三〇代半ばの頃だ。仕事にも人生にも不満が募り、自分の人生には方向性も軸も欠けているように思えた。何か新しいおもしろそうなものがあると、すぐに目移りした。心の奥では本来の自分や価値観と乖離していくのを感じていた。子供のころからマインドフルネスは身近にあった。実家には祈りの部屋があり、両親はお香をたいて静かに祈ったり瞑想をしたり、呼吸法を実践したりしていた。両親はそれを日課としていたが、私は一度もやったことがなく、両親こだわりの文化的伝統なのだろうとしか思っていなかった。ただ二〇代後半に親友と一緒にヨガをするようになると、両親の習慣を頻繁に思い出すようになった。ヨガのレッスンで講師からマインドフルネスについて聞いたり、マインドフルネスの効用を熱心に説く有名人の風変わりなインタビューを読んだりすることもあったが、当時はヨガの最後に短時間の瞑想をする程度だった。

ただマインドフルネス瞑想の効用を示す脳スキャンのエビデンスが大量に蓄積され、銀行やヘッジファンドでの講演でそういう話題を取り上げるようになると、アドバイスをする以上は自分もそれなりに実践的経験を積む必要があると感じた。ヨガを一〇年間、定期的に習っていたにもかかわらず、最初は誘導瞑想の専用アプリとイヤフォンの助けを借りなければならなかった。九カ月経つと、地下鉄で座った途端に一二分間の瞑想をきちんと実践できるようになった。今ではＭＩＴスローン経営大学院や企業とのワークショップで、誘導瞑想を取り入れている。

私自身はほぼ毎日、一二分間の瞑想（たいていは地下鉄で）ができる週もあれば、何週間もきちんとした瞑想をできないときもある（ただ意識的に食事をとること、必要なときには呼吸に意識を戻すことはいつも心がけている）。長年やってみて、疲れているとき、時差ボケのとき、ストレスにさらされているときほど瞑想の時間を見つけやすいことに気づいた。そして時間があるときに瞑想をしているからこそ、ストレスフルな時期も乗り越えられることもわかってきた。時間がとれないことに罪悪感を持つのではなく、時間があるときに脳に将来の備えをさせればいい、と考えるようにしている。

瞑想の時間がとれなくて焦りを感じたときは、ある僧侶のエピソードを思い出す。僧侶が企業経営者に一日一時間瞑想するようアドバイスしたところ、「忙しいときは無理だ」という答えが返ってきた。すると僧侶はこう答えたという。「そういうときこそ一日二時間瞑想しなさい」。この教えを忘れないようにしている。

プレゼンスの科学

「プレゼンス」を心がけるようにすると、みるみるうちに気持ちが穏やかになっていく。プレゼンスを高め、瞑想の実践を始めて二～三カ月も経てば、脳は根本的に変わっている。それが継続的に実践することのすばらしい効果だ。

神経科学でははっきりとしたエビデンスが出ている。臨床研究では健康な人はもちろん、鬱、不安、ストレス、中毒、ＰＴＳＤの患者にも、マインドフルネスによる身体的、心理的効果が確認されている。マインドフルネス瞑想を実践する人の脳スキャンでは、有意な神経可塑性による変化が見られる[1]。

継続的に瞑想を実践すると、脳のシワが増え、それに伴って表面積が増える。この変化は外界から入ってくるデータを処理し、コントロールする大脳皮質という層で起こる。毎日数分間瞑想をすると、あなたの人生で本当に大切なモノ、大切な人は誰かがはっきりと見えてくる。「高次の」脳の働きが良くなり、レジリエンスが高まり、熟慮されたバランスの良い行動がとれるようになる。脳の働きを最大化したいのなら、マインドフルネスは文句なしにやるべきだ。

「あやふや」に思えることは即座に否定する、Ａ型行動様式のビジネスマンを相手にするときには、アメリカ海兵隊で行なわれた研究をいつも引用する。そこでは一日三〇分間のマインドフルネス瞑想をした兵士はしなかった兵士と比べて、ストレスのかかる戦闘訓練後のレジリエンスが高いという結果が出ている。

その後さらに、アフガニスタンに派遣される予定の海兵隊員三二〇人を対象としたフォローアップ研究が実施された[2]。このうち半数は八週間のマインドフルネス講座を受講した。宿題もあり、インテロセプション（第7章でふれた体のシグナルを正確に「読む」能力）の訓練もあった。被験者は胃がムカムカする、心拍が高まる、皮膚がヒリヒリするといった身体感覚に敏感になるよう指導を受けた。

派遣前訓練には、架空のアフガニスタンの村での実戦さながらのシミュレーションが含まれていた。俳優が現地の人々を演じる戦闘場面もあった。訓練中と訓練後、研究チームはマインドフルネスの訓練を受けた兵士と受けなかった兵士の血圧、心拍、呼吸を測定したほか、ストレスへの神経化学的反応を調べた。

マインドフルネスの訓練を受けたグループは戦闘シミュレーションのあいだも、またその後も落ち着いており、脅威が出現したときの反応も速かった。海兵隊員の脳をＭＲＩで調べたところ、マインドフルネスの訓練を受けていた隊員は感情的反応、認知、インテロセプションを統合する脳領域での ストレス関連の活動パターンが少なかった。要するに、脳と身体のつながりを強化すると、身体的にも心理的にもすばらしい恩恵があるということだ。脳を解き放つことが重要なのは、まさにこのためである。

他の研究では、一日わずか一二分間瞑想するだけで大きな効果があることがわかっている[3]。マインドフルネスの実践に難色を示す人がいると、私はいつもこう言う。心身の健康に時間のかかる活動をするのは無理だというのはわかるけれど、人生を変えるような効果のある活動に一日たった一二分も割けないというのは、正直信じられない、と。たいていの人はそれで納得する。

アプリを探そう

マインドフルネスがあなたの「やらなければいけないこと」ではなく、「週に何回かはやりたいこと」のリストに載ってくれたら、本当に嬉しい。そのための一番簡単な方法の一つが、魅力的なマインドフルネスアプリを見つけることだ。そうしたら一日のうちで一番余裕がありそうな時間を決めて、毎日アプリにログインする習慣ができるのではないか。

マインドフルネスアプリは、いくつか試してみよう。世の中にはたくさんのアプリがあるが（Ｃａｌｍ、Ｈｅａｄｓｐａｃｅ、Ｂｕｄｄｈｉｆｙなど）、あなたにぴったりのものを見つけるには、実際に試してみる必要がある。時間がないという人は、すきま時間を探してみよう。通勤時間は理想的だ。何分かけたかなどと時間にあまりこだわらないようにしよう。研究では一回あたりの時間より頻度のほうが重要であることがわかっている。つまり一日一〇分するほうが、ごくまれに長い時間実践するより効果が高いのだ[4]。

リンダのケース——ちょっとしたヒント

ときには心を落ち着かせる音楽を聞くだけで、瞑想と同じような効果が得られる。それによって五感のうち一つに注意を集中させられるためだ。

かつて私のクライアントにリンダという女性がいた。コーチング・セッションが始まったときのリンダは明らかにストレスを抱えていて、機関銃のようにしゃべるなど、ひどく興奮しているようだった。リンダの心の状態を変える必要があると判断した私は、自分のスマホに入れていたクラシック音楽をかけ、目を閉じて三分間聴いてほしいと伝えた。たった三分だったが、それが終わるとリンダはため息をつき、さきほどよりずっと心が落ち着いた気がする、と言った。見た目にも、心ここにあらずという状態ではなくなっていた。それから二人で話しあい、こんな簡単なことなら自分で会議のあいまにできるし、頭の切り替えやマインドフルな時間を持つのに役立つ、ということになった。

またリンダは自宅からお気に入りのマグカップを職場に持ってきて、ミーティングのあいまにハーブティを飲むようにする、と言いだした。そのほうがテイクアウトのコーヒーを買って、不安やいらだちをあおるよりずっと良いから、と。ちょっとした単純なことだが、毎日お気に入りのマグにお茶を注ぐと心が落ち着き、家を思い出すことができた。これはリンダにとって、多忙な日々のなかでひと呼吸おくことの大切さを思い出す、セルフケアのひとときとなった。

マインドフルネスを習慣化すると、脳内の雑音を静めることができる。一時停止ボタンを押し、感情や思考を落ち着かせ、豊かさマインドセットで物事を見られるようになる。マインドフルな生活を送ることの意義を頭で理解することも重要だが、その意義を完全に理解するには、実際に経験してみる必要がある。

ボディスキャン

マインドフルネスとプレゼンスについて考えたところで、197ページで紹介したボディスキャンのエクササイズを振り返ってみよう。一週間、毎日ボディスキャンをやってみてほしいと書いたが、まだ試していなければ、ぜひ今から始めてほしい。すぐに自分の体に意識を集中できるようになるはずだ。

どこか緊張しているところはないか。体の片側が反対側よりリラックスしているということはないか。意識して緊張を緩めようとしたら、できただろうか。一週間ボディスキャンを続けて気づいたことをノートに書いていこう。

その作業を通じて、体が発している「もっと大事にして」というメッセージを検討してみよう。痛みやうずき、元気がない、肌が荒れているといったことはないか。ボディスキャンを繰り返すほど、それをしていないときでも自然と体のサインに気づけるようになる。このエクササイズをすることで、心と体のあいだにひそやかな、それでいて絶えることのないつながりが構築されていく。

五感で楽しむ

マインドフルネスのさまざまな活動に加えて、脳と体を結びつけるヨガを三〇〜九〇分、ぜひ自宅や教室で実践してほしい。ただ生活のなかでそんな時間を確保するのが難しければ、完全に「いまここ」に集中できる時間を二〜三つ選び、スケジュール帳に書き込んでほしい。

疲れ果てた、あるいは注意散漫になっていると感じたとき、脳を意識的にプレゼンスの状態に持っていくのに役立つのが感覚的刺激だ。五感に意識を集中し、豊かな時間を楽しんだり、落ち着いた幸せな気持ちを味わうための、手軽で楽しい方法をいくつか挙げよう。

・マインドフルな散歩。空、木々の葉、花の色を愛《め》でよう。
・一杯のお茶をじっくりと味わう。

・自宅に子供時代のお気に入りの香りを漂わせる。
・インテリアや衣服に新しい素材や柄を取り入れる。
・踊りだしたくなるような音楽をかける、くるくる回転してみる、「5リズム」ダンス（訳注　アメリカのガブリエル・ロス考案になるダンスを通じた瞑想法）のクラスを受講してみる。それを通じて体の感覚を取り戻そう。

あなたに一番適したもの、生活に取り入れやすいものは、あなたが一番よくわかるはずだ。もしかするとそれは毎週花束を買って職場のデスクに飾り、色や香り、自然とこぼれる笑顔を楽しむというシンプルなことかもしれない。平日のあなたの五感を活性化する方法を、二つか三つ見つけよう。

新しい経験や感覚的経験、特に没入型で、脳がマインドワンダリングをしやすい活動は、99ページでふれたデフォルトネットワークを刺激する。

抽象的思考を促すものは、考えすぎや分析しすぎが習い性《しょう》になった脳が見逃しがちな機会をとらえやすくする。

自らの意思を生きる

ここまでは日々の生活のなかで神経可塑性を生かしていくための強力なツールとして、マインドフルネスに着目してきた。習得すれば、本当に人生を変えるような効果がある。ここからはあなたの意思や目的に立ち戻り、豊かさマインドセットを持ってそれを実現していく計画を立てよう。

豊かさへのロードマップ

このエクササイズは三段階で構成され、最終的にあなたが毎週取り組むべきアクションを導き出すのが目的だ。このエクササイズの効果を引き出すためには、あなたが必要な変化を起こしていることを確認する仕組みが必要だ。ノートやアプリを使ってもいいし、協力的な友人やパートナーと一緒に定期的にチェックしてもいい。まずはすでに明確になった意思や気づきに基づいて、理想の未来に実現している成果をブレーンストーミングするところから始めよう。たとえば次のような項目が挙がるかもしれない。

・人生に自信を持ち、自己疑念に縛られない。
・健康で幸せで、自らの人生をコントロールしている。
・理想の仕事を手に入れる、あるいは独立起業している。
・完璧なパートナーと出会い、家庭を持っている。

一　大きな紙（フリップチャートなど）とカラーペンを用意する。ノートより大判の紙のほうがやりやすい。結果はあとでノートに書き写しても良い。理想の未来を思い描き、一枚めの紙の一番上にそれを書く。それはあなたの意思と結びついたものであるはずだ。人生の他の領域について望むことを書き加えてもいい。一番上に書く文章は、こんな具合だ。「誠実で愛情あふれるパートナーと幸福で落ち着いた生活を送っている」「さまざまなイベントに講師として呼ばれ、その役割を自信を持って果たしている」「趣味を有望なビジネスに変えた」。

二　その下のスペースを三列に分けよう。一列めのタイトルは「障害」だ（この列を書き終わるまで、二列め、三列めのタイトルは見ないでおこう）。ここには理想の状態の実現を阻む障害を、考え得るかぎり挙げていく。少なくとも一ページめはすべて埋め、できれば二ページめまで続けるよう頑張ってみよう。これは非常に重要なところで、成功を阻む障害をすべて挙げておかないと、このエクササイズが十分な効果を発揮しなくなってしまう。障害の例としては、十分な時間がない、お金がない、気が弱い、いざやろうとすると負担が大きすぎるように思える、忙しすぎる、モチベーションが足りない、といったことだ。

三　二列めのタイトルは「反論」である。一列めに挙げたことの逆を書き込んでいこう。「こんなことはありえない」と思うような文になってもかまわない。先ほどの例に対応させていくと「時間ならいくらでもある」「お金は無限にある」「他人にどう思われようとかまわない」「やってみれば楽しいし、簡単なはずだ」「これ以上に大切な活動はない」といった具合になる。別に失うものは何もないのだから、思い切り大胆になって、楽しみながらこの列を埋めていこう。それが三列めの材料になる。あなたを制約するさまざまな障害から脳を解き放つと、新たな選択肢が次々と生まれてくるはずだ。

四　三列めのタイトルは「何を変えるか」だ。ここには二列めに書いたことが事実だとしたら、現実の生活で日々、あなたがとる行動を書く。ここには身体的行為、思考、他者とのかかわりが含まれる。たとえば「週三回デートをする時間をつくる」「プロにお金を払って履歴書を見てもらう」「友人と過ごす時間を増やし、自信を持って新しい人に引き合わせてもらう」「ウェブサイトをつくって、自分の存在を世の中に知ってもらう努力をする」「デート用の洋服にお金をかける」。

五　最後に、三列めに書いたことをテーマ別に分類しよう。そしてあなたが今日から実践できるアクションを二つか三つ選ぼう。ネットワーキング、目標達成に取り組むための時間を確保すること、毎日感謝のリストを書くことでもいい。障害の列は破り、くしゃくしゃに丸めて捨ててしまおう。そして気づいたことをノートに書き留めておこう。

エビデンスに基づくビジュアリゼーション

次のエクササイズは、最高の自分（調子の良い日の自分）でいるという考え方を発展させたもので、シンガポール国立大学（NUS）で行なわれた研究に基づいている。[5] かつての通説に反して、ビジュアリゼーションや瞑想のタイプによって、心と体に及ぼす影響は異なることがわかってきた。NUS

の研究は、四つのタイプの瞑想を調べている。このうち二つはチベット仏教の流れを汲む金剛乗密教《こんごうじょう》の瞑想法だ。自らに神や女神の力が宿ると想像し、自ら創造する様子を思い描く「デイティ」、「地面を知ること」を意味する「リグパ」（グラウンディングを通じてリグパを獲得し、日々の生活のなかで実践することを目指す）である。また上座部仏教の「サマタ（一点に集中する）」と「ヴィパッサナー（洞察を得る）」という二つの瞑想法も検討している。

NUSの研究者は、被験者の心電図（ECG）と脳波（EEG）、そして認知テストのデータを集めた。その結果、上座部仏教の瞑想法やグラウンディングは、副交感神経の活動を活発にすること、すなわちリラックス効果が高いことがわかった。一方、金剛乗密教の瞑想法はリラックスにはつながらず、認知的作業の能力が即座に、また劇的に向上した。さらに身体は警戒・覚醒した状態になった。ここから、異なる瞑想法は異なる神経生理学的反応を引き起こすことがわかった。

ストレスを緩和し、緊張をほぐし、深い休息や睡眠をもたらすようなヨガや瞑想にも大きなメリットがあるが、私が強くお薦めするのは以下に示す視覚的瞑想である。金剛乗瞑想と似た方法を使い、必要なときに脳の最高のパフォーマンスを引き出すのに役立つ。私にも、また私のクライアントにも非常に効果のあった方法だ。

金剛乗瞑想を一度実践するだけで得られる劇的な脳のパフォーマンス向上は、それを頻繁に実践することによって恒久的なものにできるのか、またビジュアリゼーションのどのような要素が認知的能力の向上をもたらすのか、研究は今も続いている。

偉大な人物をイメージする

金剛乗密教の瞑想法は、チベット僧侶にとって非常に神聖な秘伝であり、特別な修行や儀式を通じてのみ伝えられる。彼らは必ず聖なる存在になったつもりで自己創造をイメージする。本書は宗教書ではないので、歴史上あるいは現代の偉人から、あなたが尊敬する人を選ぶことをお薦めしたい。男性でも女性でもかまわないし、あなたと性別が一致している必要もない。あなたが身につけたい、あるいは必要だと思っている資質を備えたすばらしい人物であることだけが条件だ。あなたの祖父母、作家、活動家、あるいは有名な起業家でもいい。その人物の名前をノートに書こう。

一　静かで落ち着ける場所を見つけ、目を閉じて座るか、横になろう。目を閉じる前に、あなたが選んだ人物の写真を眺めてもいいだろう。

二　目を閉じて、その人物があなたの目の前にいると想像しよう。相手がどのような姿をしているか、目の前にいるとどのような存在感があるかを具体的に想像してみよう。

三　相手に手が届く、触れる、話しかけられると感じるまで、あるいは目を開けたら目の前に相手が座っていると思えるまで、それを実践しよう。

四　この段階まで達したら、今度はあなたがその人物だと想像してみよう。まず頭のてっぺんからつま先まで、自分が憧れの偉人の姿になったところをイメージする。相手の髪型、声、姿勢、独特の身のこなし、そしてあなたが手に入れたいと願っている能力を思い浮かべよう。

五　相手と一心同体だと感じられるまで、相手とのつながりを体全体で感じよう（この段階に達するまでには何週間もかかるかもしれない）。

六　求める資質が自分に備わっており、必要なときにはいつでも引き出せるという確信が持てるまで、このビジュアリゼーションを繰り返し実践しよう。

このエクササイズの最終目的はビジュアリゼーションを通じて、自分のなかの力の源泉に、憧れの偉人とまったく同じ資質がすでに備わっていると気づくことだ。ビジュアリゼーションに真摯《しんし》に、集中して取り組むことで、あなたが身にまといたいポジティブなエネルギーが体中に「満ちてくる」。

重荷を解き放つ

損失回避性（欠乏マインドセットの特徴）は、脳の最も強力なメカニズムの一つで、脳が疑り深くなりがちな原因はここにある。生存感情は愛着感情よりも強いので、損失が私たちに及ぼす心理的影響は、同等の利益の二倍である。

このため理想の人生を実現するためには、潜在的損失を過大評価しないように脳を訓練し、大脳辺《へん》縁系《えんけい》が意識上（前頭前皮質）に不要な警告サインを送ってこないようにする必要がある。余計な警告に振り回されないようにするためには、これがとても重要だ。これから紹介するビジュアリゼーション法が効果的なのは、心の奥に潜むネガティブな思考を解き放つからだ。このビジュアリゼーションを声に出して読み、スマホに録音しておいて必要なときに聴いてもよいし、誰かに読んでもらいながら誘導ビジュアリゼーションをしてもいい。

ビジュアリゼーション――熱気球

誰にも邪魔されない、静かな落ち着ける場所を見つけよう。まず四回深呼吸をして、ふつうの呼吸に戻り、一から一二まで数えたらボディスキャン（197ページ）をしよう。

一　つま先から頭のてっぺんまでボディスキャンを完了したら、自分はフランス・プロバンスのラベンダー畑にいるのだと想像してみよう。温かい風が頬をなでるのを感じ、遠くの鳥のさえずりを聞き、ラベンダーの香りのする空気を思い切り吸い込もう。五感で南フランスの夏のラベンダー畑の空気、におい、音、景色、さらには風味まで味わおう。

二　はるか先、緑とラベンダー色の野原が広い青空とまじりあうところを見ると、小さな丘の上に熱気球が浮かんでいる。近づいてみると、バスケットの編み目と絹でできた虹色のバルーンが見える。

三　熱気球の目の前に来ると、バスケットにロープで四つの砂袋が結びつけられ、それによって地面に固定されているのがわかる。ロープの色や砂袋の大きさをイメージしよう。このビジュアリゼーションに完全に没入しよう。

四　バスケットから垂らされた小さな縄梯子を昇ると、熱気球に乗り込むことができる。乗り込んでみると、気球を操縦するのはとても簡単だとわかる。ただ飛び立つためには砂袋を捨てなければならない。

五　一つめの砂袋をほどこうとすると、黒い大きな文字で「恐れ」と書かれているのに気づく。ほどいた砂袋が丘を転がっていき、やがて見えなくなる。気球のバスケットは少し浮き上がる。

六　二つめの砂袋をほどこうとすると、赤い文字で「嫉妬」と書かれている。ほどいた砂袋が地面に落ちると、中身がすべて出てきて、そのまま蒸発してしまう。バスケットは今、地面から浮き上がっているが、片側に傾いている。

七　三つめの砂袋をほどこうとすると、紫の文字で「期待」と書かれている。ロープをほどくと、どさっと地面に落ちて消えてしまう。今や気球は完全に地面から浮き上がり、つなぎとめている砂袋はあと一つだけになった。そこに書かれている文字が何か、私にはわからない。あなたが抱えている一番大きな重荷だろう。そこに書かれている文字を読んでみよう（それは一人ずつ違っている）。それをしっかりと受け止めたうえで、最後の砂袋をほどこう。あなたを乗せた熱気球は空に向かって上昇しはじめ、砂袋はすぐに見えなくなる。

八　気球を操縦し、好きな高さで飛んでいこう。どこに行くかは、あなたが決める。大気圏外まで昇っていってもいいし、海や山々の上を飛んでいくのもいい。あなた次第だ。五分間、熱気球に乗って旅する自分を思い浮かべてみよう。

九　心の準備ができたら、熱気球の高度を下げ、着陸させよう。海岸でもいいし、飛び立ったラベンダー畑でもいい。あなたが好きなところに降りてこよう。熱気球から降りて、また自分の体に心の目を集中させよう。一二から一までカウントダウンしながら呼吸する。

一〇　しばらくふつうに呼吸したあと、四回深呼吸をする。それから指先、続いてつま先をブラブラさせる。ゆっくりと目を開けて、あなたが捨てた四つめの砂袋に書いてあった言葉をノートに書き留めよう。

このイメージはアクションボードには使わないが、重荷から解き放たれるイメージ、あるいはシンプルに熱気球の写真をボードに貼ってみよう。私もここ数年、そうしてきた。私にとって気球は重荷、すなわち古い有害な行動パターンやネガティブな人々から自由になることの象徴だ。できるだけ頻繁に、このビジュアリゼーションに立ち戻ろう。砂袋に書いてある事柄に縛られていると感じたときは、特にそうだ。

このエクササイズはビジュアリゼーションの威力を活用するためのものだ。アクションボードの画像を使い、これまであなたを縛ってきた障害から解き放たれ、変化に向かって積極的に行動する力を得るためのものだ。目標に集中するところから、アクションが生まれる。最後のステップ4はここから始まる。

集中のチェックリスト

・ボディスキャン瞑想を試してみた。その後も週一回行ない、体と心の変化を記録している。

・さまざまなマインドフルネスアプリを使ってみて、自分に合ったものを見つけた。そして定期的にマインドフルネスを実践しはじめた。

・「五感で楽しむ」（305ページ）と「豊かさへのロードマップ」（307ページ）のエクササイズを完了した。

・「偉大な人物」（311ページ）と「熱気球」（313ページ）のビジュアリゼーションを完了した。

第15章

ステップ4　意識的練習

脳が目覚める

「運命なんてものはない。自ら作り上げるのだ」

——ターミネーター

神経科学の見地から言うと、脳の回路は相互に接続していて、多次元的である。決して直線的な構造ではない。そこには行動にかかわる根深い条件付け、環境の影響や弊害など、さまざまな要因がかかわっている。私の考案した四つのステップ（自己認識を高め、変化をイメージし、集中し、意識的練習によりアクションを起こす）は、変化を起こすための全方位型アプローチである。それぞれのステップが互いに支えあい、そのすべてに全力で取り組むことであなたの考え方や行動が変わってくる。

ステップ1は自己認識を高め、自動操縦モードで起こる無意識的行動の多くを自覚し、弊害を防ぐことを可能にする。ステップ2と3はあなたの望む未来を視覚化し、そこに意識を集中するのを助けるものだ。

最後となるステップ4では、新たに身につけた集中力と、明確に意識された理想の人生を組み合わせる。それによって脳の力をあますところなく引き出し、変化を起こすのだ。ステップ4のエクササイズはすべて意識的練習に的を絞っている。あなたの思考や気づきを、理想の未来の実現に向けたアクションに変えることが目的だ。日常的にビジュアリゼーションを実践すれば、そこに勢いと持続性を持たせることができる。

アレックスのケース——意識的練習で人格を変える

四〇歳代の企業経営者（CEO）だったアレックスは、人事部長の勧めで私に連絡してきた。仕事では成功していたが、部下たちはアレックスとともに働くことに苦痛を感じていた。対人スキルや共感能力がなく、部下に対する要求は厳しく、マイクロマネジメントしようとした。長年の不満を募らせた財務部門のトップと技術部門のトップが、同時に退社を申し出る事態となった。ただ当初アレックスは、私の力を借りる意味などあるのか懐疑的だった。

「私はずっとこんな人間だったから、変われるとは思わない。誰かが私と仕事をしたくないと思っても、それは私の問題じゃないだろう。経営者としてきちんと仕事をしているだけだ。CEOである以上、すべてを把握する必要があるし、最悪の事態が起こる前に手を打たなければならない。人が聞きたくないことを言うのが仕事なのだから、嫌われるのも当然だ。なぜそんなことを気にする必要がある？」

私はアレックスに、傑出したリーダーとその他大勢との決定的な違いは、たいてい柔軟な発想やEQといったあまり注目されない能力にある、と説明した。また他者への共感や配慮は訓練によって必ず高められるもので、少し努力すればいいだけだ、とも付け加えた。会話のなかに出てきたネガティブな言葉遣いや、他者をコントロールしようとする傾向も指摘し、他者を厳格にコントロールし、マイナス面ばかりを指摘するのが強いリーダーだという思い込みに疑問を呈した。

アレックスはEQを磨くために努力しはじめた。部下にそれまでより肯定的なフィードバックや励ましの言葉をかけたり、マイクロマネジメントする習性を直すためにコントロール欲求を抑えるようにした。もともと周囲の人（八歳と一〇歳になる二人の息子、妻、秘書や部下たち）と良い関係を築こうと努力するところはあり、顧客との関係も良好だったので、きっとうまくいくという確信が私にはあった。アレックスは企業経営に注いできた情熱を、今度はこの取り組みに振り向けた。かつて秘書に皮肉めいた物言いをするときには、おもしろいと思っていたが、今ではそれが相手を傷つける場合もあることに気づいた。また以前は息子たちと夜を過ごすことを「子守り」と呼んでいたが、彼らと過ごす時間を増やすことによって得られるものの大きさに気づいた。息子たちがこんなふうに自分を受け入れ、愛してくれるようになるとは思いもよらなかった。困ったことがあると、母親より前にアレックスに電話をしてくるようにさえなった。以前なら考えられなかったことだ。

アレックスは会社の明るい未来に向けたビジョンを共有し、経営陣のすばらしい働きを称えた。経営幹部には仕事ぶりへの信頼感をきちんと伝え、一歩下がって見守るようにした。

先入観を持たずに入社してきた新たな社員は、アレックスを温かく、楽しい人物と見るようになった。もともといた社員もそれに感化され、アレックスへの見方を変えた。社員がそれまでと違って自分に対してオープンになったことで、アレックスも一段と生き生きと活躍できるようになった。かつてはアレックスのことを我慢ならないと感じていた経営幹部との関係も修復した。

アレックスのケースは、自分を良い方向に変えていこうという意思を持つこと、変化を阻むあらゆる障害を克服し、「力の源泉」の豊かなエネルギーを新たな思考やアクションに注ぎ込み、根本的変化の実現に向けて粘り強く取り組むことの大切さを示している。心から望み、努力する意思さえあれば、どんな本質的な人格的特徴でも必ず変えられる。

豊かさの敵を退治する

豊かさへの道を歩みはじめた後、それをまっすぐ歩み続けるためには何をすべきだろうか。まず、本当に変えなければならない点を明確にする必要がある。これは新たな目的を設定するというより、長年のあいだに染みついたパターンを上書きしていくことだ。どちらも勢いよく前に進むためには重要なことだ。変えなければならない点は、自分に対する疑念や前進するうえでの障害を考えたときに、すでにノートに書き留めているかもしれない。ずいぶん前に設定したものの、何度も達成できずに終わっている目標かもしれない。たとえば体を鍛える、転職する、結婚するといったことだ。

一　ノートに「三列×三行」の表を書く。一列めには、あなたの目標を一つずつ書く。二列めにはその目標の達成を阻んでいる行動を正直に書き出す。三列めにはそのような非生産的行動の根底にある信念を書こう。あなたが及び腰、あるいは何もしない本当の理由は何だろう。自分の力では状況をコントロールできないという冷めた見方なのか、今はポジティブな変化を起こすエネルギーはないという気分なのか、それとも自分は理想の未来を手にする価値のない人間だという根深い思いがあるのか。

二　すべてのマスを埋めたら、表全体をじっくり眺めてみよう。これはあなたの遺伝的性質、生まれ育った家庭環境、そして自らの選択（現実世界で実際に下した選択もあれば、その結果への感情的・行動的反応が知識として定着したものもある）が組み合わさった結果である。このすべてが脳を形づくっている。

三　三列めは「豊かさの敵」である。よく見てほしい。それを退治するために、何ができるだろうか。目標の達成を阻むような考えを、ポジティブなもので上書きするための「決意の言葉」を考えてみたらどうか。あるいは行動を変えて、エネルギーを消耗させるのではなく、むしろどんどん湧いてくるような活動の時間を増やしたらどうか。一つひとつの目標について、今週中に完了できそうな具体的なアクションを書きこもう。

自分らしい決意の言葉

「豊かさへのロードマップ」のエクササイズ（307ページ）の三列めから、あなたがこれまで勇気づけられてきたフレーズや、誰かからかけられた褒め言葉を選ぼう。あなたが今、魅力を感じる言葉なら何でもいい。

決意の言葉はいくつ選んでもいいが、私の場合はだいたい三つか四つで十分だ。それくらいのほうが覚えやすいし、頭に残る。私がこれまで使ったことのあるものを挙げよう。

・「私は今、大丈夫だ」（エックハルト・トールの『さとりをひらくと人生はシンプルで楽になる』より）
・「何事もそうなるべくしてなっている」（占星術師で作家のリン・バークベックの言葉）
・「これもいずれは過ぎ去る」（もとはペルシャのスーフィー教の詩の言葉のようだが、その後イギリスの詩人エドワード・フィッツジェラルド、さらにはエイブラハム・リンカーン大統領が就任演説に引用した）
・「これは現実じゃない」（映画『ダイバージェント』で、主人公トリスが不安を克服したときの言葉）
・「今の私を傷つけられる者はいない」（すばらしい女性科学者で起業家でもある友人の言葉）
・「何かが起きた理由は、後になってわかる。ときにはずいぶん時間がかかることもある」（私自身

の言葉）

こんな具合に、本、映画、友人との会話のなかのフレーズや言葉、あるいはあなた自身が人生という旅路で得た気づきをもとに、あなただけのモットーを作ろう。それを使って無意識のうちに学んだことを、脳の意識的領域に植えつけるのだ。豊かさのエクササイズで得た気づきをモットーにすると、脳を活性化するのに大きな効果があるかもしれない。

一　決意の言葉をノートに書き、スマホにも貼っておこう。そうすれば一日中、持ち歩くことになる。付箋に書いて、ベッド脇や洗面所、キッチンなどあなたが目にしそうな場所に貼っておこう。

二　一日数回、意識的に唱える。すべてを事実として思い浮かべよう。

自分の限界を広げる

四つのステップをたどっていくと、思考や行動の変化が積み重なっていき、やがて大きな変化につながる。それに加えて、神経可塑性を促す小さなステップを重ねることで、自動操縦モードを脱し、人生のさまざまな領域に確実に変化を起こしていくことができる。

失敗の恐怖は私たちを動けなくしてしまう。いわばポジティブなアクションの敵である。それに対する強力な対抗手段が、日ごろから新たなやり方を試み、限界を広げ、コンフォートゾーンから飛び出し、自動操縦モードをオフにすることを心がけ、健全なリスクをとるのに慣れてしまうことだ。すでに見たとおり、試行錯誤や「失敗」の結果生まれた大発見はいくつもある。実験的な行動を習慣化したいと思ったら、小さく始めればいい。

新しい経験は神経可塑性《かそせい》を高める。特に友人や恋人と一緒に経験すると、気分が高まり、効果は絶大だ。新しいスポーツを試したり、犬の散歩に行く公園やいつも聞くラジオのチャンネルを変えたり、あるいは普段は読まないような本を選んでみよう。クリエイティビティや統合的思考は、脳のさまざまな領域を結びつけることによって起こる。多様な経験を重ねるほど、そして価値判断や行動の枠組みが広いほど、脳は豊かに成長する。

今夜、これまで作ったことのない料理に挑戦してみよう。いつもレシピ本どおりのメニューを作っているなら、《料理の鉄人》スタイルで冷蔵庫や戸棚にある食材だけで何か作ってみよう。意欲が湧いてきたら、誰かを食事に招き、冒険の成果を分かちあってみよう。

あなたが起こす変化はすべて、その大小にかかわらず脳に自信を与える。脳は変化のもたらす力を信じ、安全や現状維持につながる選択肢にしがみつかなくなる。

レガシー——自分は何を残せるか

マンデラ、ガンジー、マザー・テレサ、あるいはエメリン・パンクハーストについて人々が記憶しているのは、子供が何人いた（あるいはいなかった）、隣人の買い物を手助けした、家族や友人を支えたといったことではない。人類史上に燦然と輝く功績である。しかし誠実で目的意識を持った心優しい若者を育てる、周囲の人々を助けるといったことも、世界をより良い場所にする行為であることに変わりはない。それは子供たちの脳、そして家族や社会的、職業的集団を大切にすることによって達成される。しばし足を止め、あなたはこの世界をより良い場所にするために何をしているのか、どうすればもっとそのようなことができるか考えてみよう。

一　まもなく人生の終焉を迎えようとしている、年老いたあなたの姿をイメージしよう。時間をかけてこのビジュアリゼーションに没入し、あなたが何を感じているか、何を着て、どこに座っているか、立っているかを思い浮かべよう。

二　どんな気分か、自分自身に尋ねてみよう。自分が成し遂げてきたなかで、誇りを持っているのはどんなことだろうか。人生の思い出に残る場面は、どのようなものか。周囲にいる人で、本当に大切なのは誰か。

三　自らの答えをノートに書き、それが現在のライフスタイルや理想の未来とどのようにかかわっているかを考えてみよう。このビジュアリゼーションを通じて発見した興味や目的に関連する写真をアクションボードに追加し、それをあなたの人生において実現する方法を考えてみよう。

あなたのなかの力の源泉をイメージする

これから紹介するのは、さまざまなビジュアリゼーションの最後に加えたい「おまけ」である。気が向いたら、ときどき実践してほしい。力の源泉の可能性を最大限引き出した状態の自分をイメージする、すばらしい方法だ。

一　まずボディスキャンをしよう（197ページ）。それからゆっくり五回、深呼吸をする。ふつうの呼吸に戻し、心のなかで一から一二まで数えよう。一で吸って、二で吐き出す、という具合に。呼吸するたびに、足が一歩ずつ石段を降りていくところを思い浮かべる。あなたは山の中腹に、無造作に取り付けられたドアの前に立っている。ドアを開けて中に足を踏み入れよう。暗闇に目が慣れると、大きな洞窟に立っているのがわかる。そこには大きな鏡が五つある。壁はどんな色をしているのか、窓はあるのか、鏡がどんなかたちをしているのか眺めてみよう。長方形なのか、楕円形なのか、それとも他のかたちなのか。

二　一枚めの鏡に近寄ってみよう。この鏡に映るあなたはお気に入りのスポーツウエアに身を包み、装備を整えている。その姿、肌の輝き、筋肉の感じからは、完全にリラックスして体調も万全な様子がうかがえる。鏡に映った自分をじっくり眺め、この強さ、活力、穏やかさに満ち溢れたイメージに浸ろう。

三　二枚めの鏡に近づいていこう。そこに映るあなたは、下着しか身につけていない。おなかは引き締まり、目は輝き、髪はつやつやしていて、肌にハリがある。きちんと時間をとって体をケアして、水分をたっぷりとっているので、健康で体調が良いのだろう。一番健康な状態にある自分の姿を見て、気づいたことを頭に焼きつけておこう。

四　三枚めの鏡に近づいてみよう。そこには完璧な仕事着姿のあなたが映っている。これまで持っていたなかで一番パリッとしたスーツと靴、手術用のスクラブ、あるいはおしゃれなスマートカジュアルなど、あなたの職業に合った服装だ。その立ち姿も背景も、あなたのイメージするキャリアで申し分のない成功を収め、自信と落ち着きのある人物そのものだ。体内のすべての細胞から自信があふれ出ている。鏡に映る姿を細部まで観察し、その感覚を思い出せるようにしよう。

五　四枚めの鏡の前に移動しよう。愛する人々、そしてあなたを愛する人々に囲まれ、幸せそうでリラックスしている。好きな雰囲気の場所で、心地よさそうなカジュアルな服装で座っている。笑い声、あなたの顔に浮かぶ楽しそうな表情、愛情にあふれた雰囲気によって、温かくうっとりとした気分になる。その気分をボトルに詰めておこう。

六　五枚めの鏡の前に歩いていこう。この鏡に映るあなたは、体調が良く健康的で、自信にあふれ、成功し、幸せで愛されている。ここまで見てきた四枚の鏡に映ったすべての属性が組み合わさっている。ただこれはただの鏡ではなく、入り口だ。そこから新たな人生に踏み出すのだ。健康で、幸せで、自信にあふれ、愛されている。好きなだけ時間をかけて、このイメージに浸ろう。

七　入り口をくぐると、石の扉を背にして立っている自分に気づく。あなたの人生において、何かが永遠に変わった。何か良い変化が起きたのだ。

八　再び一二から一までカウントダウンしながら呼吸しよう。息をするたびに、階段を上がっていく様子を思い浮かべよう。しばらくふつうに呼吸をしたら、ゆっくり五回深呼吸をして、それから指先とつま先をブラブラしよう。ゆっくりと目を開けよう。このエクササイズで心に残ったことをノートにメモしよう。それを表現するような画像を切り取り、アクションボードに追加しよう。

これで最終ステージは終了だ。意識的練習によって、新たな人生に向けて小さなステップと大きなステップを積み重ねていこう。本書の実践篇を始めてからまだそれほど時間は経っていないが、しばし時間をとって、あなたがどんな変化を起こしてきたか、過去と現在のアクションや行動についてどんな気づきやひらめきがあったか、振り返ってみよう。ノートを開き、自分の脳の回路やモチベーションについてわかったこと、新たな未来を築くために始めたことを読み返してみよう。

意識的練習のチェックリスト

- 豊かさの敵を特定し、退治するためのアクションを三つ立てた。
- 人生の旅路を続けていく過程で、あなたを鼓舞し、意欲を高めてくれそうな決意の言葉を作成した。

・コンフォートゾーンを広げるために、日常的に新しいことにチャレンジするようになった。
・自分は後世に何を残したいかを考えた。
・自分のなかの力の源泉と、最高の状態の自分をイメージした。

結び

力の源泉を豊かにしよう

私と一緒にこの四つのステップでアクションボードを作成した人が、何週間、何カ月、ときには何年も経ってから、ボードに描いたことが実現したと連絡してくる。そんなことが数えきれないほどあった。結婚式や赤ちゃん誕生の知らせ、新製品発表や昇進、新しい家を買ったという写真付きの報告がメールで届く。そこには一人ひとり違うかたちの、輝かしい成功と幸せが映っている。いずれも彼らが自らの力の源泉を最大限生かしている証拠だ。脳と体と心が三位一体となって、成功をもたらしているのである。

ビジュアリゼーションを継続し、これからもさまざまなことを実現させていこう。あなたのアクションボードが現実になっていく様子を、驚きを持って見守ろう。思い描いた人生が実現しはじめ、力が蓄積していくなかで、年を追うごとにますます多くを引き寄せ、実現できるようになる。

あなた自身の変化し、成長する能力を認め、誇りを持とう。「人生を変えてくれてありがとう」とよく言われるが、私は決まってこう答える。「ありがとう。でも、やったのはあなたですよ」と。変化を起こすのは、あなたの気づき、あなたの行動、そしてあなたの信念である。本書を手に取ってからのほんの数週間であなたの身に起きた変化をこれからも続けていったら、そして夢を実現する努力を継続したら、これから五年後、一〇年後、二〇年後、あなたの人生はどんなふうになっているだろう。そのイメージを楽しみ、信じてほしい。

四つのステップを順番に完了したら、私からの最後のメッセージを読んでほしい。深く息を吸い、口からふっと吐き出そう。筋肉の緊張がとけていくのを感じてほしい。

あなたは見事にやり遂げた！　自らの力で生まれ変わり、本書を手に取ったときとは異なる人生の軌道を歩みはじめている。いまでは自分に、人生で手に入れたいものを引き寄せる力があることをわかっている。世界はあなたにもっともっと多くを与えようとしている。あなたのすばらしく適応力のある、豊かで俊敏な脳は、機会を見つけ、想像もつかないようなポジティブな経験を人生に引き寄せるのを助けてくれるはずだ。あなたは自分がこのような豊かさを手にする価値のある人間だということがわかっており、ワクワクするような冒険に躊躇なく飛び込み、そこから最大の恩恵を引き出すことができる。かつては昔ながらの思考パターンや固定観念に縛られていたが、そこから脱し、新たに自由な思考を身につけた。これだけのことを着実に、誠実にやり遂げた。脳と体と心を一体にして成し遂げたのだ。あなたこそが力の源泉、人生の創造者である。

もはやあなたの行く手を阻むものは何もない。

謝　辞

まずは本書を形にするのを支えてくれた、ゾーイ・マクドナルドの忍耐と理解と優秀さに感謝したい。

ペンギン・ランダムハウスUKのみなさんの仕事ぶりはすばらしく、本書を最高の姿に仕上げるのに力を貸してくれた方々にお礼を伝えたい。ジョエル・リケット、リア・フェルサム、ケイト・レイサム、キャロライン・バトラー、サラ・ベニー、ルーシー・ブラウン、レイ・シルビントン、ベサニー・ウッド、アリス・レイサム、メイリード・ロフタス、セリーナ・ナザレス、エブリー社の販売促進チーム、ヘレン・クロフォード・ホワイト、ニッキー・ギョパリ、そしてジュリア・ケラウェイ。

私の会社であるタラ・スワート・インクのスタッフは執筆のプロセスを通じて、またそれ以外のあらゆることにおいて私を支援してくれた。トレイシー・デイビス、ルイーズ・マルストローム、ジリアン・ジェイ、サラ・ディヴァインに感謝する。

私がジョエルと知り合うきっかけは、ロンドンのコリンシアホテル付きの神経科学者になったことだった。だからそこで一緒に働いたすべての方々、特にフィオナ・ハリス、リカ・レロン、トーマス・コックにお礼を言いたい。

ジュリー・チャペル、ジェン・ステビング、フローラ・ブラケット・オード、ジョアンナ・ペンバートンの支援に、また本書誕生のきっかけとなった「コリンシアホテル付き神経科学者」というアイデアに感謝している。またジュリーを紹介し、私と私の仕事を心から支援してくれるマシュー・ライトにも感謝している。

本書の内容を豊かにしてくれたクライアント、同僚、そしてかつての患者のみなさんにお礼を申し上げる。

最後に、本書執筆中の私を温かく見守ってくれた友人たちと家族に感謝したい。

著者からのメッセージ

本書を読んでいただいたことに心からお礼を申し上げたい。人生が新しい、ワクワクするような軌道に乗ったと感じていただければ幸いである。みなさんがあらゆる領域で自己認識を高め、行動や思考を変えていくことで、これからの人生が決まってくる。本書で紹介した四つのステップは、私の人生を大きく変えてくれた。

私はこの方法を実践した方々のお話を聞くのが本当に楽しみだ。アクションボードに貼った写真のとおりに、すばらしい変化や成功が実現したという人は多い。みなさんも力の源泉のパワーを信じる人たちの仲間入りをしたら、ぜひお話しを聞かせてほしい。ツイッターやインスタグラムでエピソードをシェアしていただくのも大歓迎だ。

Twitter: @taraswart
Instagram: drtaraswart

訳者あとがき

強く念じれば、理想の人生が実現する——。スピリチュアルの世界では、それを「ビジュアリゼーション」によって理想が「現実化する」と表現し、これを「引き寄せの法則」と呼ぶ。

そんな都合の良い話があるかと思うのは、当然のことだ。人一倍疑り深い訳者が本書（原題 *The Source*）の翻訳を引き受けたのは、この「引き寄せの法則」を神経科学の見地から解明すると聞いたからである。

あやしげな伝道師の本ではないかと半信半疑の読者のために、まず著者であるタラ・スワート博士の経歴を紹介しよう。インドからの移民二世としてロンドンで生まれ育ったスワート博士は、ロンドン大学キングス・カレッジで神経薬理学の博士号を、そしてオックスフォード大学で医学博士号を取得し、精神科の医師となった。しかし順風満帆のキャリアは三〇代半ばで転機を迎える。「患者の病を治すことだけを目標としていてよいのか。もっと豊かな人生を実現する手助けができるのではないか」。そう考えた博士は医師のキャリアを捨て、エグゼクティブ・コーチのトレーニングを受け直す。

その後の活躍は目覚ましい。神経科学の知識を取り入れた、精神的レジリエンスと脳のパフォーマンスを高めるリーダーシップ研修は高く評価され、顧客リストにはFTSE100（ロンドン証券取引所の時価総額上位一〇〇社）、フォーチュン500の優良企業が名を連ねる。現在はMITスローン経営大学院をはじめ世界トップクラスのビジネススクールのほか、母校キングス・カレッジでも教壇に立つ。講演者としてもひっぱりだこで、技術進歩と人間の脳、神経科学とリーダーシップ、さらには神経科学とナショナリズムなど、幅広いテーマで講演している。初の著書*Neuroscience for Leadership*（『リーダーシップのための神経科学』、共著、未邦訳）は、イギリスのマネジメント専門協会（CMI）のCMI年間経営書賞を受賞、本書も二〇一九年二月のイギリスでの刊行後、ベストセラーとなっている。要するに、神経科学者およびエグゼクティブ・コーチとして、確固たる評価を確立している人物なのだ。

英イブニング・スタンダード紙は本書を、「セルフヘルプ本のベストセラー『ザ・シークレット』に類する作品だが、より冷静かつ科学的である」と評している。ロンダ・バーンが二〇〇六年に著した『ザ・シークレット』は、思考が現実化する引き寄せの法則を説き、世界的ベストセラーとなった。ただその科学的根拠については批判も多い。著者は本書を「科学とスピリチュアルを柔軟な発想で組み合わせた、より良い人生のための実践的な手引き」と位置づける。近年の脳スキャン技術の進歩により、脳の機能に関する理解は深まった。この新たな知見によって、引き寄せの法則やビジュアリゼーションといった古来の知恵を、科学的に説明できるようになったとスワート博士は考える。本書の原題が *The Source*（源泉）であるのも、引き寄せの法則は秘密でも秘法でもなく、脳という私たちの誰もが持っている力の源泉を理解し、正しく活用すれば、望みどおりの人生を引き寄せることができるという意味が込められている。

第1部では、スピリチュアルの概念を神経科学的に読み解いていく。たとえば「思考が現実化する」とは、どういうことなのか。私たちが意識を集中すべき対象を見つけ、頭のなかでしっかりとイメージするとき、脳内では「選択的注意（フィルタリング）」と「価値のタグ付け」という二つの生理的プロセスが同時に起きるという。

著者は選択的注意を説明するために、一九九八年に心理学者のダニエル・レビンとダニエル・シモンズが行なった、有名な「扉」の実験を例に挙げる。研究者が地図を手に、通行人に道を尋ねる。通行人が地図を受け取り、研究者に行き方を教えていると、扉を抱えた作業員二人が、研究者と通行人のあいだを横切っていく。そのとき研究者は別の研究者と入れ替わる。つまり通行人の話し相手はまったくの別人に変わるわけだ。この実験では、なんと通行人の五〇％は扉が通過したときに相手が入れ替わったことに気がつかない。地図と道順に集中しているため、道を聞いてきた相手の顔や声が変わったことを脳が認識できないのだ。

このように脳の取捨選択は徹底している。脳が情報を選別し、行動に影響を及ぼしていること、そして他の情報を「捨てて」いることを理解することが、現実化の第一歩だ。「これは魔法ではない。それまで脳があなたから隠していた、夢を実現するための選択肢がはっきり見えるようになるだけだ」と著者は指摘する。こんな具合に引き寄せの法則やビジュアリゼーション、現実化といったスピリチュアルな概念が説明されると、懐疑派も「なるほど」という気持ちになってくるのではないか。

第2部では、神経可塑性《しんけいかそせい》という、著者の理論の中核を成す概念が紹介される。従来、人間の脳の成長は、体の成長とともに止まると考えられてきた。成人の中枢神経系（CNS）では新たなニューロンは一つも生成されず、人格も才能も死ぬまで変わらないという見方だ。しかし「最新の神経科学や脳スキャナの登場により、この理論は吹き飛んだ」と著者は言う。いまでは胚神経細胞は成人のCNSにも存在することがわかっている。それは私たちが大人になっても新たな神経回路を生みだし、長年染みついた習慣や行動パターンを変えていけることを意味する。神経可塑性があるからこそ、現在置かれた状況にかかわらず、モノの考え方を根本的かつ恒久的に変え、思いどおりの人生を引き寄せていくことができる、と著者は言う。

第3部のテーマはいかにして私たちの最大の資産である脳の力を引き出していくかだ。ここでは著者の提唱する「軽やかな脳」の理論が説明される。「人間は脳の一〇％程度しか使っていない」という通説は誤りだと著者は言うが、たいていの人は脳の神経回路のうち、十分使いこなせていないものがあるのも事実だ。著者がエグゼクティブ・コーチとして最も力を入れるのは、クライアントの思考の幅を広げること、すなわち脳を機敏にして、多様な回路を使って思考する習慣を身に着けさせることだ。

著者の言う、脳にある六つの回路のうち、特に現代人が使いこなせていないのが感情の回路だという。論理偏重の今日、感情は論理の対極にある否定的なものととらえられがちだが、実は私たちのあらゆる判断、ひいては行動は、感情の影響を受けている。感情と論理は表裏一体、陰と陽の関係にあり、両者のバランスをとることで意思決定の質が高まっていく。自らの感情に自覚的になり、コントロールしていくことが、脳全体のパフォーマンスを高める。感情と論理のほかにもフィジカリティ（インテロセプション）、直観、モチベーション、創造力という神経回路があり、それぞれの働きを良くしていく方法が示されている。

そして最後の第4部は実践篇だ。実現したい未来を視覚的に表現するアクションボードを作成することが、中心的な作業となる。そしてアクションボードに描かれた人生を実現するために、集中力を高める方法としてのマインドフルネス（瞑想）の重要性、ビジュアリゼーションの方法などが具体的に説明される。

本書に書かれていることをすべて理解し、実践するのは、なかなか大変である。理想の人生が容易に手に入るわけはないので、当然と言えば当然だ。ただ著者は本書のなかで、軽やかな脳のフレームワークと同時に、すぐに実践できる脳のパフォーマンスを向上させる手法をいくつも示している。体の健康は脳の健全性に直結するので、セルフケアの効果は大きい。知的作業の前に水を約五〇〇CC

飲んだ人は、飲まなかった人と比べて反応時間が一四％速かったという調査結果もあるという。脳への水分補給、酸素補給（運動）、睡眠、栄養。人生の目的を見直し、アクションボードを作成するという知的エネルギーを要する作業に取り掛かる前に、まずは生活の基本を見直すことで、人生が良い方向に向かい出す。

やはりスワート博士は伝道師なのかもしれない。二〇一七年三月のトークイベント「TED×LSE（ロンドン・スクール・オブ・エコノミクス）」での神経科学とナショナリズムをテーマにした講演は、こんな言葉で締めくくられている。「脳がどのように機能するかを理解したうえで、一人ひとりがささやかな行動を起こすことで、身のまわりの人に影響を与えるだけでなく世界を変えられると、私は信じています」。本書を執筆したのも、脳の仕組みや上手な働かせ方を広く伝えることで、私たち一人ひとりの人生、ひいては世界を変えたいという思いからだろう。本書が読者のみなさんの夢を現実化する一助となれば、著者と訳者の夢も一つ叶うことになる。

本書の翻訳では、早川書房の伊藤浩氏と、校正者の林清次氏に大変お世話になった。この場を借りて感謝を申し上げる。

二〇一九年九月　　土方奈美

原　注

序章

1 Harari, Y.N., 2015. *Sapiens: A brief history of humankind*. Vintage.（『サピエンス全史——文明の構造と人類の幸福』柴田裕之訳、河出書房新社、2016年）

第1章

1 Kahneman, D. and Tversky, A., 1984. Choices, values, and frames. *American Psychologist, 39*(4), pp.341-50.

2 Simons, D.J. and Levin, D.T., 1998. Failure to detect changes to people during a real-world interaction. *Psychonomic Bulletin & Review, 5*(4), pp.644-9.

3 Ronaldson, A., Molloy, G.J., Wikman, A., Poole, L., Kaski, J.C. and Steptoe, A., 2015. Optimism and recovery after acute coronary syndrome: a clinical cohort study. *Psychosomatic Medicine, 77*(3), p.311.

4 Park, N., Park, M. and Peterson, C., 2010. When is the search for meaning related to life satisfaction? *Applied Psychology: Health and Well-Being, 2*(1), pp.1-13; Cotton Bronk, K., Hill, P.L., Lapsley, D.K., Talib, T.L. and Finch, H., 2009. Purpose, hope, and life satisfaction in three age groups. *The Journal of Positive Psychology, 4*(6), pp.500-10.

5 McDermott, R., Fowler, J.H. and Christakis, N.A., 2013. Breaking up is hard to do, unless everyone else is doing it too: Social network effects on divorce in a longitudinal sample. *Social Forces, 92*(2), pp.491-519.

6 Christakis, N.A. and Fowler, J.H., 2007. The spread of obesity in a large social network over 32 years. *New England Journal of Medicine, 357*(4), pp.370-9.

7 Sterley, T.L., Baimoukhametova, D., Füzesi, T., Zurek, A.A., Daviu, N., Rasiah, N.P., Rosenegger, D. and Bains, J.S., 2018. Social transmission and buffering of synaptic changes after stress. *Nature Neuroscience, 21*(3), pp.393-403.

第2章

1 Clark, B.C., Mahato, N.K., Nakazawa, M., Law, T.D. and Thomas, J.S.,

2014. The power of the mind: the cortex as a critical determinant of muscle strength/weakness. *Journal of Neurophysiology, 112*(12), pp.3219-26; Reiser, M., Büsch, D. and Munzert, J., 2011. Strength gains by motor imagery with different ratios of physical to mental practice. *Frontiers in Psychology, 2*, p.194.

2 Ranganathan, V.K., Siemionow, V., Liu, J.Z., Sahgal, V. and Yue, G.H., 2004. From mental power to muscle power –gaining strength by using the mind. *Neuropsychologia, 42*(7), pp.944-56.

第 3 章

1 Gholipour, B., 2014. Babies' amazing brain growth revealed in new map. *Live Science*. www.livescience.com/47298-babies-amazing-brain-growth.html［2018 年 9 月 24 日に確認］.

2 Live Science Staff, 2010. Baby brain growth reflects human evolution. *Live Science*. www.livescience.com/8394-baby-brain-growth-reflects-human-evolution.html［2018 年 9 月 24 日に確認］.

3 Hirshkowitz, M., Whiton, K., Albert, S.M., Alessi, C., Bruni, O., DonCarlos, L., Hazen, N., Herman, J., Katz, E.S., Kheirandish-Gozal, L. and Neubauer, D.N., 2015. National Sleep Foundation's sleep time duration recommendations: methodology and results summary. *Sleep Health, 1*(1), pp.40-3.

4 Thomas, R., 1999. Britons retarded by 39 winks. *The Guardian*. www.theguardian.com/uk/1999/mar/21/richardthomas.theobserver1［2018 年 10 月 7 日に確認］.

5 Black, D.S., O'Reilly, G.A., Olmstead, R., Breen, E.C. and Irwin, M.R., 2015. Mindfulness meditation and improvement in sleep quality and daytime impairment among older adults with sleep disturbances: a randomized clinical trial. *JAMA Internal Medicine, 175*(4), pp.494-501.

6 Danziger, S., Levav, J. and Avnaim-Pesso, L., 2011. Extraneous factors in judicial decisions. *Proceedings of the National Academy of Sciences, 108*(17), pp.6889-92.

7 Watson, P., Whale, A., Mears, S.A., Reyner, L.A. and Maughan, R.J., 2015. Mild hypohydration increases the frequency of driver errors during a prolonged, monotonous driving task. *Physiology & Behavior, 147*, pp.313-18.

8 Edmonds, C.J., Crombie, R. and Gardner, M.R., 2013. Subjective thirst moderates changes in speed of responding associated with water consumption. *Frontiers in Human Neuroscience, 7*, p.363.
9 Begley, S., 2007. *Train Your Mind, Change Your Brain: How a new science reveals our extraordinary potential to transform ourselves*. Ballantine Books, p.66.（『「脳」を変える「心」――ダライ・ラマと脳学者たちによる心と脳についての対話』茂木健一郎訳、バジリコ、2010年）
10 Alzheimer's Society, n.d. Physical exercise and dementia. www.alzheimers.org.uk/about-dementia/risk-factors-and-prevention/physical-exercise［2018年10月7日に確認］.
11 Voss, M.W., Nagamatsu, L.S., Liu-Ambrose, T. and Kramer, A.F., 2011. Exercise, brain, and cognition across the life span. *Journal of Applied Physiology, 111*(5), pp.1505-13.
12 Hwang, J., Brothers, R.M., Castelli, D.M., Glowacki, E.M., Chen, Y.T., Salinas, M.M., Kim, J., Jung, Y. and Calvert, H.G., 2016. Acute high-intensity exercise-induced cognitive enhancement and brain-derived neurotrophic factor in young, healthy adults. *Neuroscience Letters, 630*, pp.247-53.
13 Firth, J., Stubbs, B., Vancampfort, D., Schuch, F., Lagopoulos, J., Rosenbaum, S. and Ward, P.B., 2018. Effect of aerobic exercise on hippocampal volume in humans: a systematic review and meta-analysis. *Neuroimage, 166*, pp.230-8.
14 Rippon, A., 2016. What I've learned about the science of staying young. *Telegraph*. www.telegraph.co.uk/health-fitness/body/angela-rippon-what-ive-learned-about-the-science-of-staying-young［2018年10月2日に確認］.
15 Abbott, J. and Stedman, J., 2005. Primary nitrogen dioxide emissions from road traffic: analysis of monitoring data. *AEA Technology, National Environmental Technology Centre. Report AEAT-1925*.

第4章

1 Langer, E.J., 2009. *Counterclockwise: Mindful health and the power of possibility*. Ballantine Books. [See also: Alexander, C.N. and Langer, E.J., 1990. *Higher Stages of Human Development: Perspectives on adult growth*. Oxford University Press.]
2 Taub, E., Ellman, S.J. and Berman, A.J., 1966. Deafferentation in monkeys:

effect on conditioned grasp response. *Science, 151*(3710), pp.593-4; Taub, E., Goldberg, I.A. and Taub, P., 1975. Deafferentation in monkeys: pointing at a target without visual feedback. *Experimental Neurology, 46*(1), pp.178-86; Taub, E., Williams, M., Barro, G. and Steiner, S.S., 1978. Comparison of the performance of deafferented and intact monkeys on continuous and fixed ratio schedules of reinforcement. *Experimental Neurology, 58*(1), pp.1-13.

3 Gaser, C. and Schlaug, G., 2003. Brain structures differ between musicians and non-musicians. *Journal of Neuroscience, 23*(27), pp.9240-5.

4 Begley, S., 2007. *Train Your Mind, Change Your Brain: How a new science reveals our extraordinary potential to transform ourselves*. Ballantine Books.

5 Woollett, K. and Maguire, E.A., 2011. Acquiring “the Knowledge” of London’s layout drives structural brain changes. *Current Biology, 21*(24), pp.2109-14.

6 Sorrells, S.F., Paredes, M.F., Cebrian-Silla, A., Sandoval, K., Qi, D., Kelley, K.W., James, D., Mayer, S., Chang, J., Auguste, K.I. and Chang, E.F., 2018. Human hippocampal neurogenesis drops sharply in children to undetectable levels in adults. *Nature, 555*(7696), pp.377-81.

7 Boyd, L. 2015. TEDx Vancouver, Rogers Arena [TEDx Talk].

第5章

1 Siegel, D.J., 2011. *Mindsight: Transform your brain with the new science of kindness*. One World Publications.（『脳をみる心、心をみる脳——マインドサイトによる新しいサイコセラピー　自分を変える脳と心のサイエンス』山藤奈穂子・小島美夏訳、星和書店、2013年）

第6章

1 Goleman, D., 1996. *Emotional Intelligence: Why it can matter more than IQ*. Bloomsbury.（『EQ——こころの知能指数』土屋京子訳、講談社、1998年）

2 Killingsworth, M.A. and Gilbert, D.T., 2010. A wandering mind is an unhappy mind. *Science, 330*(6006), p.932.

3 McLean, K. 2012. The healing art of meditation. *Yale Scientific*. www.yalescientific.org/2012/05/the-healing-art-of-meditation［2018年9月24日に確認］.

第７章
1 Ainley, V., Tajadura-Jiménez, A., Fotopoulou, A. and Tsakiris, M., 2012. Looking into myself: Changes in interoceptive sensitivity during mirror self-observation. *Psychophysiology, 49*(11), pp.1672-6.
2 Farb, N., Daubenmier, J., Price, C.J., Gard, T., Kerr, C., Dunn, B.D., Klein, A.C., Paulus, M.P. and Mehling, W.E., 2015. Interoception, contemplative practice, and health. *Frontiers in Psychology, 6*, p.763.
3 Lumley, M.A., Cohen, J.L., Borszcz, G.S., Cano, A., Radcliffe, A.M., Porter, L.S., Schubiner, H. and Keefe, F.J., 2011. Pain and emotion: a biopsychosocial review of recent research. *Journal of Clinical Psychology, 67*(9), pp.942-68.
4 Hanley, A.W., Mehling, W.E. and Garland, E.L., 2017. Holding the body in mind: Interoceptive awareness, dispositional mindfulness and psychological well-being. *Journal of Psychosomatic Research, 99*, pp.13-20.

第８章
1 Mayer, E.A., 2011. Gut feelings: the emerging biology of gut-brain communication. *Nature Reviews Neuroscience, 12*(8), pp.453-66.
2 Steenbergen, L., Sellaro, R., van Hemert, S., Bosch, J.A. and Colzato, L.S., 2015. A randomized controlled trial to test the effect of multispecies probiotics on cognitive reactivity to sad mood. *Brain, Behavior, and Immunity, 48*, pp.258-64.
3 Kau, A.L., Ahern, P.P., Griffin, N.W., Goodman, A.L. and Gordon, J.I., 2011. Human nutrition, the gut microbiome and the immune system. *Nature, 474*(7351), pp.327-36; Kelly, P., 2010. Nutrition, intestinal defence and the microbiome. *Proceedings of the Nutrition Society, 69*(2), pp.261-8; Shi, N., Li, N., Duan, X. and Niu, H., 2017. Interaction between the gut microbiome and mucosal immune system. *Military Medical Research, 4*(1), p.14; Thaiss, C.A., Zmora, N., Levy, M. and Elinav, E., 2016. The microbiome and innate immunity. *Nature, 535*(7610), pp.65-74; Wu, H. J. and Wu, E., 2012. The role of gut microbiota in immune homeostasis and autoimmunity. *Gut Microbes, 3*(1), pp.4-14.
4 Foster, J.A., Rinaman, L. and Cryan, J.F., 2017. Stress & the gut-brain axis: regulation by the microbiome. *Neurobiology of Stress, 7*, pp.124-136.

第9章

1 Buettner, D., 2012. *The Blue Zones: 9 lessons for living longer from the people who've lived the longest*. National Geographic Books.

2 Dokoupil, T., 2012. Is the internet making us crazy? What the new research says. *Newsweek*. www.newsweek.com/internet-making-us-crazy-what-new-research-says-65593［2018年10月3日確認］; Twenge, J.M., Joiner, T.E., Rogers, M.L. and Martin, G.N., 2018. Increases in depressive symptoms, suicide-related outcomes, and suicide rates among US adolescents after 2010 and links to increased new media screen time. *Clinical Psychological Science, 6*(1), pp.3-17; Thomée, S., Dellve, L., Härenstam, A. and Hagberg, M., 2010. Perceived connections between information and communication technology use and mental symptoms among young adults-a qualitative study. *BMC Public Health, 10*(1), p.66.

第10章

1 Nielsen, J.A., Zielinski, B.A., Ferguson, M.A., Lainhart, J.E. and Anderson, J.S., 2013. An evaluation of the left-brain vs. right-brain hypothesis with resting state functional connectivity magnetic resonance imaging. *PloS One, 8*(8), p.e71275.

2 Bechara, A., Damasio, H. and Damasio, A.R., 2000. Emotion, decision making and the orbitofrontal cortex. *Cerebral Cortex, 10*(3), pp.295-307.

3 Finkelstein, S., Whitehead, J. and Campbell, A., 2009. *Think Again: Why good leaders make bad decisions and how to keep it from happening to you*. Harvard Business Review Press.

第11章

1 Beaty, R.E., Kenett, Y.N., Christensen, A.P., Rosenberg, M.D., Benedek, M., Chen, Q., Fink, A., Qiu, J., Kwapil, T.R., Kane, M.J. and Silvia, P.J., 2018. Robust prediction of individual creative ability from brain functional connectivity. *Proceedings of the National Academy of Sciences, 115*(5), pp.1087-92.

第14章

1 Gotink, R.A., Meijboom, R., Vernooij, M.W., Smits, M. and Hunink, M.M.,

2016. 8-week mindfulness-based stress reduction induces brain changes similar to traditional long-term meditation practice—a systematic review. *Brain and Cognition, 108*, pp.32-41.

2 Johnson, D.C., Thom, N.J., Stanley, E.A., Haase, L., Simmons, A.N., Shih, P.A.B., Thompson, W.K., Potterat, E.G., Minor, T.R. and Paulus, M.P., 2014. Modifying resilience mechanisms in at-risk individuals: a controlled study of mindfulness training in Marines preparing for deployment. *American Journal of Psychiatry, 171*(8), pp.844-53.

3 Hurley, D., 2014. Breathing in vs. spacing out. *New York Times Magazine*. www.nytimes.com/2014/01/19/magazine/breathing-in-vs-spacing-out.html?_r=0 ［2018年10月3日に確認］; Wei, M., 2016. *Harvard Now and Zen: How mindfulness can change your brain and improve your health*. Harvard Health Publications; Rooks, J.D., Morrison, A.B., Goolsarran, M., Rogers, S.L. and Jha, A.P., 2017. "We are talking about practice": the influence of mindfulness vs. relaxation training on athletes' attention and well-being over high-demand intervals. *Journal of Cognitive Enhancement, 1*(2), pp.141-53.

4 Basso, J.C., McHale, A., Ende, V., Oberlin, D.J. and Suzuki, W.A., 2019. Brief, daily meditation enhances attention, memory, mood, and emotional regulation in non-experienced meditators. *Behavioural Brain Research, 356*, pp.208-20.

5 Amihai, I. and Kozhevnikov, M., 2014. Arousal vs. relaxation: a comparison of the neurophysiological and cognitive correlates of Vajrayana and Theravada meditative practices. *PloS One, 9*(7), p.e102990.

参考文献

著者の研究に影響を与えた本のリストである。

Begley, S., 2007. *Train Your Mind, Change Your Brain: How a new science reveals our extraordinary potential to transform ourselves*. Ballantine Books.（『「脳」を変える「心」——ダライ・ラマと脳学者たちによる心と脳についての対話』茂木健一郎訳、バジリコ、2010 年）

Coelho, P., 2012. *The Alchemist*. HarperCollins.（『アルケミスト——愛蔵版』山川紘矢・山川亜希子訳、角川書店、2001 年）

Doidge, N., 2008. *The Brain That Changes Itself: Stories of personal triumph from the frontiers of brain science*. Penguin.（『脳は奇跡を起こす』竹迫仁子訳、講談社インターナショナル、2008 年）

Finkelstein, S., Whitehead, J. and Campbell, A., 2009. *Think Again: Why good leaders make bad decisions and how to keep it from happening to you*. Harvard Business Review Press.

Goleman, D., 1996. *Emotional Intelligence: Why it can matter more than IQ*. Bloomsbury.（『EQ——こころの知能指数』土屋京子訳、講談社、1998 年）

Haanel, C.F., 2013. *The Master Key System*. Merchant Books.（『ザ・マスター・キー』菅靖彦訳、河出書房新社、2012 年）

Harari, Y.N., 2015. *Sapiens: A brief history of humankind*. Vintage.（『サピエンス全史——文明の構造と人類の幸福』柴田裕之訳、河出書房新社、2016 年）

Hesse, H., 2017. *Siddhartha*. CreateSpace.（『シッダールタ——あるインドの詩』岡田朝雄、草思社、2014 年）

Hill, N., 2004. *Think and Grow Rich*. Vermilion.（『成功哲学——新・完訳』宮本喜一訳、アチーブメント出版、2016 年）

Ibarra, H., 2004. *Working Identity: Unconventional strategies for reinventing your career*. Harvard Business Review Press.（『ハーバード流キャリア・チェンジ術』宮田貴子訳、翔泳社、2003 年）

Johnson, S., 1999. *Who Moved My Cheese: An amazing way to deal with change in your work and in your life*. Vermilion.（『チーズはどこへ消え

た？』門田美鈴訳、扶桑社、2000年）
Ramachandran, V.S., 2012. *The Tell-Tale Brain: Unlocking the mystery of human nature*. Windmill Books.（『脳のなかの天使』山下篤子訳、角川書店、2013年）
Sacks, O., 2011. *The Man Who Mistook His Wife for a Hat*. Picador.（『妻を帽子とまちがえた男』高見幸郎・金沢泰子訳、早川書房、2009年）
de Saint-Exupéry, A., 2018. *The Little Prince*. Vintage.（『星の王子さま』管啓次郎訳、角川書店、2011年ほか）
Siegel, D.J., 2011. *Mindsight: Transform your brain with the new science of kindness*. One World Publications.（『脳をみる心、心をみる脳――マインドサイトによる新しいサイコセラピー　自分を変える脳と心のサイエンス』山藤奈穂子・小島美夏訳、星和書店、2013年）
Tolle, E., 2001. *The Power of Now: A guide to spiritual enlightenment*. Yellow Kite.（『わたしは「いま、この瞬間」を大切に生きます――パワーオブナウ宣言』飯田史彦訳、徳間書店、2003年）

脳《のう》メンテナンス
無限の力を引き出す4つの鍵

2019年10月20日　初版印刷
2019年10月25日　初版発行

＊

著　者　タラ・スワート
訳　者　土《ひじ》方《かた》奈《な》美《み》
発行者　早　川　　浩

＊

印刷所　株式会社亨有堂印刷所
製本所　大口製本印刷株式会社

＊

発行所　株式会社　早川書房
東京都千代田区神田多町2−2
電話　03-3252-3111
振替　00160-3-47799
https://www.hayakawa-online.co.jp
定価はカバーに表示してあります
ISBN978-4-15-209890-0　C0011
Printed and bound in Japan
乱丁・落丁本は小社制作部宛お送り下さい。
送料小社負担にてお取りかえいたします。

ハヤカワ・ノンフィクション

道程
―オリヴァー・サックス自伝―

On the Move
オリヴァー・サックス
大田直子訳
46判上製

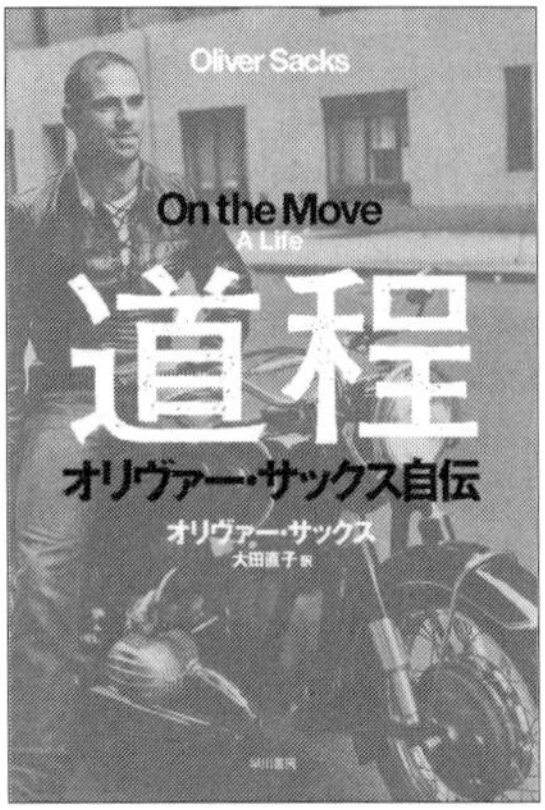

類いまれな観察者が遺した
自らの「観察記録」

二〇一五年に惜しまれつつ亡くなった、脳と患者の不思議に魅せられた著者が、オートバイに夢中の奔放な青年時代から、医師として自立する際の懊悩、世界中で読まれた著作の知られざるエピソード、書くことの何物にも代えがたい素晴らしさを綴った、生前最後の著作となった自伝。